大動脈弁形成術のすべて

メカニズムを識る・弁温存を目指す

編集●**國原 孝**
心臓血管研究所付属病院 外科部長

高梨秀一郎
榊原記念病院 外科主任部長

文光堂

執筆者一覧（執筆順）

井川　修	日本医科大学多摩永山病院内科・循環器内科
馬原啓太郎	榊原記念病院循環器内科
井口　信雄	榊原記念病院循環器内科
小宮　達彦	倉敷中央病院心臓血管外科
林田健太郎	慶應義塾大学医学部循環器内科
椎谷　紀彦	浜松医科大学外科学第一講座
阿部　恒平	聖路加国際病院心血管センター心臓血管外科
Thorsten Hanke	University Medical Center Schleswig-Holstein
川副　浩平	関西医科大学附属滝井病院心臓血管病センター
夜久　均	京都府立医科大学大学院医学研究科心臓血管外科学
土井　潔	京都府立医科大学大学院医学研究科心臓血管外科学
南　一司	赤穂市民病院心臓血管外科
高橋　宏明	Saarland University Medical Center, Department of Thoracic and Cardiovascular Surgery
伊藤　敏明	名古屋第一赤十字病院心臓血管外科
宮原　俊介	神戸大学大学院医学研究科外科学講座心臓血管外科学
大北　裕	神戸大学大学院医学研究科外科学講座心臓血管外科学
碓氷　章彦	名古屋大学医学部心臓外科
國原　孝	心臓血管研究所付属病院心臓血管外科
荻野　均	東京医科大学心臓血管外科
佐々木健一	心臓血管研究所付属病院心臓血管外科
岩崎　清隆	早稲田大学理工学術院先進理工学研究科共同先端生命医科学専攻
浅野　満	総合病院聖隷三方原病院心臓血管外科
Isabella Di Centa	Institut Mutualiste Montsouris
澤﨑　優	小牧市民病院心臓血管外科・弁膜症センター
米田　正始	仁泉会病院・野崎徳洲会病院心臓血管外科
清水　篤	榊原記念病院心臓血管外科
師田　哲郎	日本医科大学心臓血管外科
小野　稔	東京大学医学部心臓外科
竹村　博文	金沢大学医薬保健研究域医学系心肺病態制御学講座
紙谷　寛之	旭川医科大学外科学講座心臓大血管外科学分野
坂本喜三郎	静岡県立こども病院心臓血管外科
村田　眞哉	静岡県立こども病院心臓血管外科
湊谷　謙司	国立循環器病研究センター心臓血管外科
八島　正文	東京医科歯科大学大学院医歯学総合研究科心臓血管外科学
荒井　裕国	東京医科歯科大学大学院医歯学総合研究科心臓血管外科学
尾﨑　重之	東邦大学医療センター大橋病院心臓血管外科学講座
高梨秀一郎	榊原記念病院心臓血管外科
松居　喜郎	北海道大学大学院医学研究科循環器・呼吸器外科
中村　雅則	市立札幌病院心臓血管外科
大坪　諭	東京都済生会中央病院心臓血管外科
高井　秀明	心臓血管研究所付属病院心臓血管外科
宮入　剛	聖マリアンナ医科大学心臓血管外科
上野　高義	大阪大学大学院医学系研究科先進心血管治療学
澤　芳樹	大阪大学大学院医学系研究科心臓血管外科学
谷川　和好	長崎大学大学院医歯薬学総合研究科循環病態制御外科学
江石　清行	長崎大学大学院医歯薬学総合研究科循環病態制御外科学
岡林　均	岩手医科大学医学部心臓血管外科学講座
角　秀秋	福岡市立こども病院心臓血管外科・循環器センター
渡辺　弘之	東京ベイ・浦安市川医療センターハートセンター

序文

　2012年の日本胸部外科学会の統計によると，我が国の1年間の単独僧帽弁手術中僧帽弁形成術は66％も行われたのに対し，大動脈弁のそれは4％に過ぎなかった．非解離性の単独大動脈基部手術においても，大動脈弁形成術を施したのは23％だけであった．大動脈弁閉鎖不全症だけに限ったわれわれ独自のアンケートにおいても，両者はそれぞれ8％，30％に過ぎなかった．基部置換を要する症例は拡張病変が大多数と思われ，それに伴う大動脈弁逆流症は弁形成術の良い適応であると推定されるにもかかわらずである．臨床の第一線で活躍している外科医の中にも，温存できそうな弁を置換せざるを得ず，忸怩たる思いをしている者が少なくないのではないだろうか？　なぜ僧帽弁と大動脈弁はこうも違うのだろうか？

　そもそも大動脈弁形成術は決して古い術式ではない．1970年代にはすでに一部の外科医によってしきりに試みられてはいたが，その遠隔成績は惨憺たるもので，その後も弁置換術を上回るような成績はしばらく見受けられなかった．しかし1990年代に入り基部を含めた大動脈弁形成術の成績が見直され，2000年代に入り，大動脈弁の形態を客観的に評価する方法が提唱されて以来，大動脈弁形成術が標準化された再現可能な術式と認識されるようになり，近年急速に広まりつつあるのが現状である．

　しかし前述のように，本邦で大動脈弁形成術が普及していないのは，大動脈弁形成術に対する我が国の外科医の経験・知識不足があるといっても過言ではないだろう．また，循環器内科医にとっても，この手術に対する理解度が増せば，手術適応がどんどん拡がり，弁尖の変性や弁輪の拡張が生じる前の早い段階で外科医に紹介されれば，形成の精度が増し，好循環に入っていくはずである．大動脈弁形成術が本邦でも普及，発展していき，今まで弁置換になっていたと思われるケースでも形成が可能になれば，患者にとっても大きな福音であると思われ，これが本書企画の趣旨である．

　本書は2013年12月に発足したAortic Valve Academyのメンバーを中心に分担執筆をお願いしているが，手術成績向上のためには大動脈弁の解剖，病態生理，診断は必須であり，循環器内科のエキスパートの先生にも執筆をお願いしている．主な読者対象は心臓血管外科医，循環器内科医であるが，心臓麻酔医，研修医，臨床工学技士，手術室看護師の皆さんにも読んでいただけるよう，できるだけ図を多用したわかりやすい内容を目指したつもりである．これから大動脈弁形成術をスタートさせる心臓外科チームにとって，本書が座右の書になれば，何よりの喜びである．

2015年11月吉日

心臓血管研究所付属病院　國原　　孝
榊原記念病院　高梨秀一郎

Preface

The first attempts at aortic valve repair were undertaken in the 1950s. At that time understanding of the normal and pathologic anatomy and function of the aortic valve was still limited; consequently the results of repair were unpredictable and replacement became the standard of care. Later better imaging techniques and more detailed understanding of aortic valve form and function provided the basis for further development.

In the past 30 years reconstructive procedures for aortic regurgitation have evolved into an increasingly alternative to valve replacement. Initially this was an approach primarily for patients with aortic dilatation and preserved cusps. In the past 15 years the evolution has progressed, and repair is now increasingly performed also in patients with isolated cusp disease or the combination of aortic dilatation and cusp prolapse. Thus, aortic valve repair is currently where mitral valve repair was 30 years ago.

Many colleagues have participated in this evolutionary process, and a number of these dedicated surgeons have come together to generate this book. It covers all important facets dealing with aortic valve repair, and the authors have made an excellent effort to cover the topic thoroughly. The result is an excellent overview and current description of the state-of-the-art. It will help those who want to refresh their memory or focus on specific details of this changing area. Even more it will help those surgeons who plan to start or expand their repair activities on the aortic valve. They must thus be congratulated for this excellent accumulation and description of current knowledge.

H.-J. Schäfers

September 2015

大動脈弁形成術のすべて

目次

■ 編集 ■
國原　孝（心臓血管研究所付属病院）
高梨秀一郎（榊原記念病院）

[O]：ONE POINT ADVICE

第Ⅰ章　総論

1. 大動脈弁の解剖，形態学的特徴 ———————————————— 井川　修 ——— 2
2. 大動脈弁のエコー計測 ———————————————————— 馬原啓太郎 ——— 11
3. 大動脈弁のCT計測 ————————————————————— 井口信雄 ——— 17
4. 大動脈弁形成術の適応と禁忌 ————————————————— 小宮達彦 ——— 23
   [O] valve in valve 時代における大動脈弁形成術の意義 —————— 林田健太郎 ——— 27

第Ⅱ章　各論

1. 大動脈弁形成術の変遷，方法，成績
   a. 2尖弁 ——————————————————————————— 椎谷紀彦 ——— 30
   【Column】川副浩平 ——————————————————————— 阿部恒平 ——— 35
   【Column】Hans-Hinrich Sievers ————————————————— Thorsten Hanke ——— 36
   [O] 2尖弁の3尖弁化 —————————————————————— 阿部恒平・川副浩平 ——— 37
   b. 3尖弁 ——————————————————————————— 夜久　均・土井　潔 ——— 39
   【Column】Gebrine El Khoury ———————————————————— 南　一司 ——— 45
   c. その他－1尖弁と4尖弁－ —————————————————— 高橋宏明 ——— 46
   [O] 大動脈弁形成術におけるMICSの限界と可能性 ———————— 伊藤敏明 ——— 51
2. reimplantation法の変遷，方法，成績 ————————— 宮原俊介・大北　裕 ——— 53
   【Column】Tirone E. David ———————————————————— 碓氷章彦 ——— 58
3. remodeling法の変遷，方法，成績 ———————————————— 國原　孝 ——— 59
   【Column】Magdi Habib Yacoub ———————————————————— 荻野　均 ——— 65
   [O] reimplantation法とremodeling法の比較，実験 ——— 佐々木健一・岩崎清隆 ——— 66
4. annuloplasty の種類，成績 ——————————————————— 國原　孝 ——— 69
   【Column】Hans Joachim Schäfers ———————————————— 浅野　満 ——— 76
   【Column】Emmanuel Lansac ————————————————— Isabella Di Centa ——— 77
   [O] その他の大動脈弁温存基部置換術－Florida sleeve 手術－ ———— 澤﨑　優 ——— 78
   【Column】D. Craig Miller ———————————————————— 米田正始 ——— 79
   [O] Valsalva graft の功罪 —————————————————————— 清水　篤 ——— 80
   【Column】Ruggero De Paulis —————————————————— 椎谷紀彦 ——— 82

5. connective tissue disease に対する弁形成術－ vs. 弁置換，基部置換－
　　　　　　　　　　　　　　　　　　　　　　　　　　師田哲郎・小野　稔 ── 83
　[O] 高齢者における大動脈弁形成術の意義 ──────── 竹村博文 ── 87
6. 急性A型大動脈解離に対する弁温存基部置換術 ─────── 紙谷寛之 ── 90
7. 小児に対する弁形成術 ─────────── 坂本喜三郎・村田眞哉 ── 94
　【Column】Axel Haverich ──────────────── 湊谷謙司 ── 98
　[O] 若年者における大動脈弁形成術の意義 ────── 八島正文・荒井裕国 ── 99
8. 大動脈弁狭窄症に対する自己心膜を用いた大動脈弁再建術－尾崎法－
　　　　　　　　　　　　　　　　　　　　　　　　　　　　　　尾﨑重之 ── 101
　[O] 自己心膜弁尖の形状の工夫 ─────────────── 澤﨑　優 ── 106

第Ⅲ章　症例検討－この症例ならどうする？－

1. geometric height が低い症例をどうするか？ ──── 清水　篤・髙梨秀一郎 ── 110
2. 狭窄のある2尖弁をどうするか？ ─────── 阿部恒平・川副浩平 ── 113
3. Valsalva 洞の borderline dilatation に対してどう対処すべきか？
　　　　　　　　　　　　　　　　　　　　　　　　　　　　　　松居喜郎 ── 117
4. perforation, fenestration にどう対処するか？ ──────── 中村雅則 ── 120
　【Column】伊藤　翼 ───────────────────── 大坪　諭 ── 123
5. 複合弁膜症における中等度大動脈弁逆流にどう対処するか？
　　　　　　　　　　　　　　　　　　　　　　　　　　　　　　高井秀明 ── 124
6. partial remodeling はどのようなときに可能か？ ─────── 小宮達彦 ── 128
7. Valsalva 洞動脈瘤破裂に伴う大動脈弁逆流に対する弁形成術
　　　　　　　　　　　　　　　　　　　　　　　　　　　　　　宮入　剛 ── 132
8. 心室中隔欠損に伴う大動脈弁逆流に対する弁形成術
　　　　　　　　　　　　　　　　　　　　　　　　上野高義・澤　芳樹 ── 135
9. 感染性心内膜炎に伴う大動脈弁逆流に対する弁形成術
　　　　　　　　　　　　　　　　　　　　　　　　谷川和好・江石清行 ── 138
10. 外傷性大動脈弁逆流に対する弁形成術 ──────────── 岡林　均 ── 141
11. allograft の大動脈弁逆流にどう対処するか？ ───────── 角　秀秋 ── 145

おわりに

循環器内科医が大動脈弁形成術に期待すること ─────── 渡辺弘之 ── 150

索引 ──────────────────────────────── 153

第Ⅰ章
総論

第 I 章　総論

1. 大動脈弁の解剖，形態学的特徴

井川　修　日本医科大学多摩永山病院内科・循環器内科

■本項の図中で使用する略語一覧

AAo：上行大動脈
AMFC：aorto-mitral fibrous continuity
AML：僧帽弁前尖
APC：肺動脈弁前尖
APM：前乳頭筋
ATL：三尖弁前尖
AVJ：atrio-ventricular junction
AVS：房室中隔
BR：basal ring
CS：冠静脈洞
IAS：心房中隔
ILT：弁尖間三角
IVFT：弁間線維三角
IVS：心室中隔
IVSmu：筋性部心室中隔
LA：左房
LAA：左心耳
LAD：左前下行枝
LAFT：左前線維三角
LAS：左大動脈洞
LCAos：左冠動脈入口部
LCC：大動脈弁左冠尖
LCX：左冠動脈回旋枝
LFT：左線維三角
LIPV：左下肺静脈
LV：左室
LVAW：左室前壁
LVM：左室筋
LVOT：左室流出路
MS：膜性中隔
MV：僧帽弁
NAS：無冠動脈洞
NCC：大動脈弁無冠尖
PML：僧帽弁後尖
PPC：肺動脈弁後尖
PPM：後乳頭筋
PS：肺動脈洞
PT：肺動脈幹
PTL：三尖弁後尖
PTS：心膜横洞
RA：右房
RAA：右心耳
RAFT：右前線維三角
RAS：右大動脈洞
RCA：右冠動脈
RCAos：右冠動脈入口部
RCC：大動脈弁右冠尖
RFT：右線維三角
RV：右室
RVM：右室筋
RVOT：右室流出路
SMT：中隔縁柱
SPC：肺動脈弁中隔尖
STJ：sino-tubular junction
STL：三尖弁中隔尖
SVC：上大静脈
TV：三尖弁

はじめに

　大動脈基部 aortic root とは，上行大動脈下部，sino-tubular junction (STJ)，大動脈弁輪 (annulus)，弁尖 (cusp)，大動脈洞 (aortic sinus of Valsalva)，冠動脈入口部などで構成される構造体である．大動脈基部およびその周辺構造を考える場合，その基礎として① 肺動脈幹 pulmonary trunk (PT) 基部 − 右室流出路 right ventricular outflow tract (RVOT) 接合部の構造を確認すると，正確な② 大動脈基部 − 左室流出路接合部の構造が理解しやすくなる．

　本稿では，この大動脈基部構造の正確なイメージを得るため，ヒト心臓標本を用いて，① と ② の構造，および ③ それらの周辺構造を確

1. 大動脈弁の解剖, 形態学的特徴

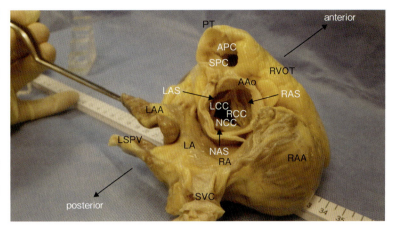

図1 心臓標本を大血管基部STJ上方で横断後, 右上方より観察したもの

大動脈弁 (AoV) および肺動脈弁 (PV) と周囲構造物との位置関係が明瞭に観察できる.
AAo: 上行大動脈, PT: 肺動脈幹, RVOT: 右室流出路, RAA: 右心耳, LAA: 左心耳, SVC: 上大静脈, LSPV: 左上肺静脈, RA: 右房, LA: 左房, RAS: 右大動脈洞, LAS: 左大動脈洞, NAS: 無冠動脈洞, RCC: 大動脈弁右冠尖, LCC: 大動脈弁左冠尖, NCC: 大動脈弁無冠尖, SPC: 肺動脈弁中隔尖, APC: 肺動脈弁前尖

認する. さらに, それらの構造の間の関係を確認し, 理論的に大動脈基部構造のイメージを構築したい. また, 大動脈基部への手術操作が加わった場合, どのような問題点が生じる可能性があるかも構造の立場から考えたい.

1 肺動脈幹基部と大動脈基部の位置関係

図1は, 摘出したヒト心臓標本において2本の大血管 (大動脈 aorta; Ao, 肺動脈幹) をそれらの基部上方で切断し, その後に標本を右上方より見たものである. 大動脈弁 aortic valve (AoV), 肺動脈弁 pulmonary valve (PV) が確認できる. 左大動脈洞 left aortic sinus of Valsalva (LAS) より左冠動脈主幹部 left main trunk (LMT) が起始し, 肺動脈幹基部を後方より取り巻きながら下行する様子がイメージできる. 一方, 右大動脈洞 right aortic sinus of Valsalva (RAS) からは右冠動脈 right coronary artery (RCA) が起始し, それは右側房室間溝に沿って右心耳 right atrial appendage (RAA) 下縁を走行する.

大動脈を上方から見ると, RASの前方には右室自由壁, LAS前半部の側方には左室自由壁, LASの後半部の後方には左房壁が位置している. また, 無冠動脈洞 non-coronary aortic sinus of Valsalva (NAS) の左および右後方には, それぞれ左・右心房壁が位置しているのがわかる.

大動脈弁を上方より見るとすると, 左前方に肺動脈弁, 右後方に三尖弁, 左後方に僧帽弁が位置していることになる. これらの大動脈弁輪と三尖弁輪および僧帽弁輪は強固な線維組織で連結され, 後述する線維性心臓骨格を形成している. 大動脈基部と肺動脈幹とは靭帯で連結されている.

以下に大動脈弁を内腔より観察し, 大動脈基部と周辺構造との接続を確認してみる.

2 肺動脈幹基部－右室流出路接合部の解剖

図2は右室流出路－肺動脈幹基部接合部構造を理解するための模式図である. 右室流出路心筋は肺動脈幹基部に強固に接続する. この接合部の境界を aorto-ventricular junction (AVJ) と呼ぶ. 肺動脈弁尖はAVJに沿ってではなく, それより上方の肺動脈幹内腔に付着するが, 円形ではなく王冠状に付着する. この王冠状肺動脈弁付着線が強靭な肺動脈の弁輪であり, 後述する線維性骨格の一部をなしている. この王冠状付着線 (弁輪) の王冠頂点を肺動脈幹壁に沿って結ぶ円をSTJと呼ぶ. このSTJを頂点とし王冠状に付着する肺動脈弁尖の付着線 (弁輪) は肺動脈幹内に留まらずAVJを越え右室流出路内心筋にまで進入する. ここで心筋側にある付着線 (弁輪) 底部の最低

3

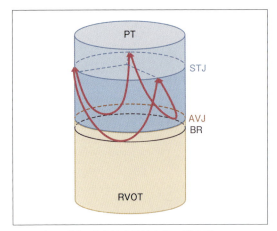

図2 肺動脈幹−右室流出路接合部の模式図
肺動脈幹（PT）と右室流出路（RVOT）心筋間の境界は明瞭でaorto-ventricular junction（AVJ）と呼ばれる。王冠状の肺動脈弁付着部（弁輪）の3頂点を結ぶ円形の境界はsinotubular junction（STJ）と呼ばれる。また、この王冠の最下点3点を結ぶ円形の境界をbasal ring（BR）と呼ぶ。

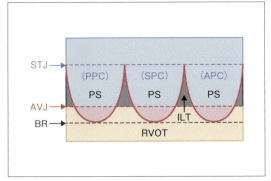

図3 肺動脈幹−右室流出路（RVOT）接合部の展開図（模式図）
肺動脈弁前尖（APC）と後尖（PPC）の交連部を切開し、切開線を長軸方向に肺動脈幹から右室流出路に延長、接合部を左右に展開した際に見られる像である（APC、PPC、SPCは弁で切除してあり、弁輪が露出しているイメージである）。上縁をSTJ、下縁をAVJ、両側の肺動脈弁尖付着線（弁輪）で囲まれる領域は、外方に突出しており肺動脈洞 pulmonary sinus（PS）と呼ばれる。

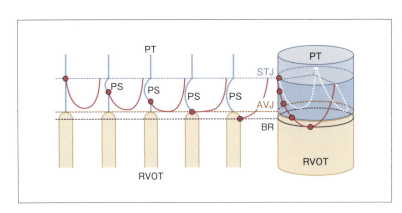

図4 肺動脈弁尖付着様式と肺動脈洞（PS）構造の認識
左の連続断面図において、肺動脈洞（PS）は薄い青色（血管壁膨隆部）、弁尖付着部（弁輪）は赤丸、弁尖は赤線部である。

点を右室流出路壁に沿って結ぶ円（黒線）をbasal ring（BR）という。

図3は、肺動脈幹−右室流出路接合部を肺動脈弁前尖と後尖の交連部で切開、切開線を右室流出路へ延長し、接合部を左右に展開後、その内腔観察した場合の模式図である。付着線（弁輪）はAVJを越えて心筋内に入るが、この心筋側にある付着線（弁輪）底部を結んだ線のBRがイメージできる。ここで接合部の肺動脈幹側には、上縁をSTJ、下縁をAVJ、両側を肺動脈弁尖付着線（弁輪）で囲まれる1つの領域が認識できるが、この領域は外方へ突出しており肺動脈洞 pulmonary sinus（PS）と呼ばれている。この構造はいうまでもなく後記する大動脈基部の大動脈洞 aortic sinus（AS、別名はValsalva洞）に対応する。図4は、弁尖付着部（弁輪）と洞の関係のイメージを正確に表現した模式図である。

図5は図3において点線pおよびsに沿って標本を切開し、断面を作製した場合の模式図と実際の断面組織像である。p断面（図5b）を見ると、機能的には右室でありながら心室筋が存在しない領域が認められる。一方、s断面（図5c）には、機能的には肺動脈でありながら心室筋が存在する領域が認められる。一見、肺動脈に心筋が迷入しているかのようであるが迷入で

1. 大動脈弁の解剖，形態学的特徴

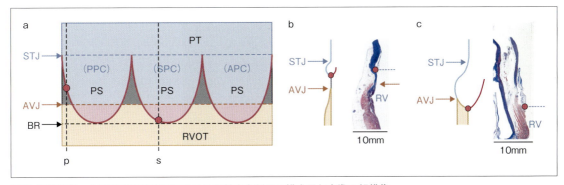

図5 肺動脈幹−右室流出路接合部における長軸方向断面の模式図と実際の組織像
点線p（b）およびs（c）に沿って標本を切開し断面を作製すると，前者では右室でありながら心筋組織のない領域が，後者では肺動脈幹でありながら心筋組織のある領域が認められる．

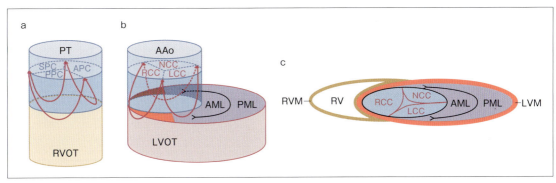

図6 肺動脈幹基部−右室流出路接合部（a）と大動脈基部−左室流出路接合部（b）の構造を比較した模式図．大動脈基部−左室流出路接合部に右室構造を加えた場合の模式図（c）

はない．弁尖付着部（弁輪）が肺動脈幹基部と右室流出路心筋の両方にまたがっているために生じる当然の構造である．「機能的肺動脈内にある右室流出路心筋」という言い方になるかもしれない．多数の自験例では，心筋組織がSTJを越え肺動脈幹へ迷入する例は経験していない[1]．

3 肺動脈幹基部−右室流出路接合部と大動脈基部−左室流出路接合部の比較

図6a，bは，肺動脈幹基部−右室流出路接合部と大動脈基部−左室流出路接合部の構造を比較した模式図である．図6bは，大動脈基部と左室流出路の左室筋との関係を見たもの，図6cは大動脈基部−左室流出路接合部に右室構造を加えた場合の模式図である．心室中隔は左室筋と右室筋の合板構造になっていることが理解できる．

図6aに示すように，肺動脈幹基部では右室流出路との接合部において，弁輪はその全周にわたり右室流出路心筋と一様な関係を有しているのに対し，図6bに示すように，大動脈基部では左室流出路との接合部において，弁輪はその一部（右冠尖・左冠尖の一部）のみが左室流出路心筋と関連を有しているにすぎないことがわかる（後述）．

4 線維性心臓骨格 fibrous cardiac skeleton（FCS）

心臓骨格 cardiac skeleton は，心臓の基本構造・形態を規定する構造物である．心臓を建造物に例えるとその支柱となる「梁」の部分にあ

5

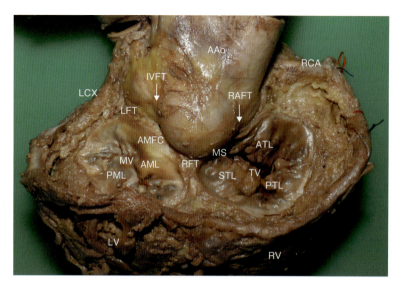

図7a 大動脈基部および房室線維輪

心臓を房室間溝で切断し心房を除去後，右・左線維輪（right/left fibrous ring）および右・左線維三角（right/left fibrous trigone）および大動脈基部を露出させ，線維性心臓骨格のイメージをつかみやすくしたもの．

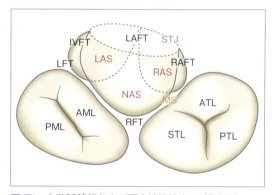

図7b 大動脈基部および房室線維輪（aの模式図）

たる．この骨格は「4つの弁輪（2つの線維輪 fibrous ring と2つの線維冠 fibrous coronet）およびそれらの間に位置し骨格を支える線維組織」で構成されている（図7）．実際の心臓の中に FCS をイメージしやすくするために，心臓を房室間溝で切断し心房を除去後，左・右線維輪および左・右線維三角および大動脈基部を露出させ，線維性心臓骨格のイメージをつかみやすくした標本とその模式図をそれぞれ図7に示す．心臓の図8の模式図に示す通り，この2つの線維輪は右・左線維輪（right/left fibrous ring）でそれぞれ三尖弁，僧帽弁を支えている．2つの線維冠とは大動脈弁・肺動脈弁の線維冠（fibrous coronet of pulmonary and aortic valve）

でありそれぞれ大動脈弁・肺動脈弁を支えている．これら4つの構造物は強固な線維組織により結び付けられ支えられている．

これらの間の連結を見てみると，大動脈弁輪と僧帽弁輪および三尖弁輪の間は，大動脈弁輪交連部直下にある3つの線維三角（右・左前線維三角 right/left anterior fibrous trigone；R/LAFT および弁間線維三角 intervalvular fibrous trigone；IVFT）と大動脈弁輪中央にある2つの線維三角（右・左線維三角）により結びつけられている．また，三尖弁輪－僧帽弁輪間は線維性の膜（膜性部房室中隔の延長）により連結されている．肺動脈弁輪交連部直下には3つの線維三角 interleaflet triangle（ILT）があり，肺動脈弁輪－大動脈弁輪間は左前線維三角の位置にある円錐靭帯により連結されている．この他，上記，膜性中隔 membranous septum（MS）を加え線維性心臓骨格を形成している．

5　大動脈弁輪直下の構造

前述の線維性心臓骨格を実際の心臓標本で確認してみる．

図9は，大動脈基部－左室流出路接合部構造を確認するために，大動脈弁左冠尖 left coronary cusp（LCC）中央で長軸方向に切開，左

図8 線維性心臓骨格の模式図

刺激伝導系（ヒス束）は右線維三角（赤点）に進入し貫通する（貫通部ヒス束 penetrating portion of His bundle）。
AVS：房室中隔 atrioventricular septum
IVS：心室中隔 interventricular septum
（文献2）より引用改変）

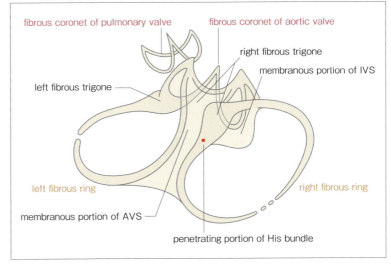

図9a 大動脈基部－左室流出路接合部の様相

大動脈基部－左室流出路接合部において大動脈弁左冠尖（LCC）中央で長軸方向に切開，左右に展開した標本．上行大動脈，左室内腔が同時に観察可能である．左室前および後乳頭筋が僧帽弁前尖（AML）に腱索を伸ばしている．さらに，僧帽弁前尖は大動脈弁左冠尖（NCC）と aorto-mitral fibrous continuity（AMFC）を介し連続している．

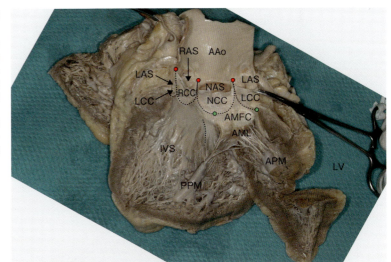

図9b 大動脈基部内腔の様相

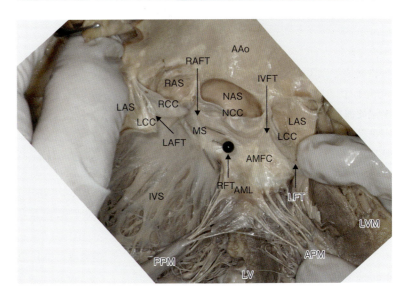

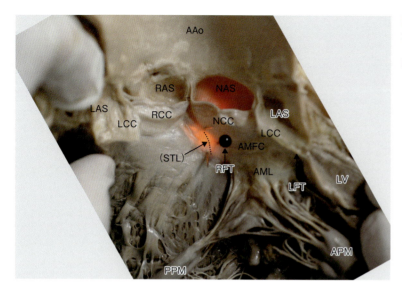

図9c 大動脈弁直下の様相
右心側より光を照射すると膜性中隔（MS）領域が明瞭に確認可能である．MSの中の黒点線は，三尖弁中隔尖（STL）弁輪である．

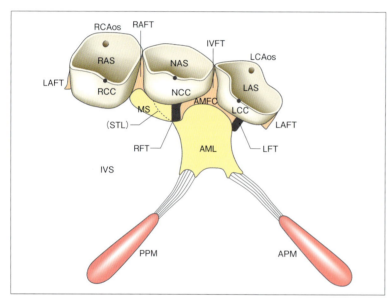

図9d 大動脈基部－左室流出路接合部における大動脈弁輪直下内腔の模式図

右に展開した際の標本の全体写真（図9a），拡大写真（図9b, c）および模式図（図9d）である．上記で確認したSTJ，BR，L/R/NAS，左・右冠動脈入口部が確認できる．それぞれの弁尖交連部直下にはILTと総称される三角形状の線維組織が認められる．大動脈弁右冠尖－無冠尖交連部（CRCC-NCC）および右冠尖－左冠尖交連部（CRCC-LCC）直下には，それぞれRAFT，LAFTが，無冠尖－左冠尖交連部（CNCC-LCC）直下にはIVFTが確認できる．aortic root remodeling法はこれらのILTが温存されてい るので，aortic valve reimplantationより基部の伸展性が維持され，より生理的といえる[3]．CRCC-NCC直下のRAFTにはMSと呼ばれる膜様構造物が連続している．MSには右冠尖後半部，無冠尖前半部の弁輪も直接，接続している．

図9でわかるように大動脈無冠尖後半部および左冠尖後半部直下はCNCC-LCCの直下にはIVFTが存在するが，それはaorto-mitral fibrous continuity（AMFC）と呼ばれる強固な線維組織により僧帽弁前尖と繋がっている．

CRCC-LCC直下のLAFTには心筋組織（左室

が連続している．その右側は左室筋と右室筋の合板構造となっている心室中隔であるが，左側は左室筋で構成される左室自由壁である[1]．

6 muscular portion と fibrous portion

以上より，大動脈弁輪には2種類の組織が接続していることがわかる．筋肉組織（心室中隔と左室筋）と線維組織（MS，右・左線維三角（right/left fibrous trigone），RAFT，LAFTである．このため大動脈弁輪は，筋肉組織に接続する muscular portion と線維組織に接続する fibrous portion に分けられる．前者は，① 右冠尖前半部（右室筋と左室筋の合板構造の心室中隔），② 左冠尖前半部（左室筋），後者は ① 右冠尖後半部（MS前方），② 無冠尖前半部（MS後方），③ 無冠尖後半部（右線維三角および右側 IVFT），④ 左冠尖後半部（左線維三角および左側 IVFT）である．この IVFT は aortomitral fibrous continuity（AMFC）を介して僧帽弁前尖に連続する．図10 に以上の内容をまとめた．したがって，Davidら[4]は以前 aortic root remodeling 法に際し，fibrous portion のみ annuloplasty を加えていたが，muscular portion の補強なしでは不十分と言わざるを得ない．

図11 は，大動脈弁無冠尖後半部領域における大動脈基部－左室流出路接合部の断面像であるが，大動脈弁無冠尖（左冠尖も同様であるが）から僧帽弁前尖 anterior mitral leaflet（AML）へ連続する部位の様相が確認できる．同部位に，心筋組織を含まない強靭な AMFC が確認できる．

図12 は，大動脈弁無冠尖前半部領域における大動脈基部－左室流出路接合部の断面像である．大動脈弁無冠尖（右冠尖も同様であるが）から MS を介し心室中隔 interventricular septum（IVS）へ連続する様相が確認できる．膜性中隔から心室中隔へ移行するポイントには分枝部ヒス束 branching portion of His bundle（HBb）が走行している．

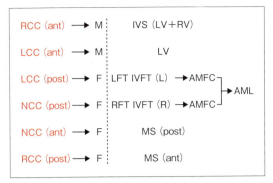

図10 大動脈弁輪が接続する組織
大動脈基部は筋性組織（M）に接続する部位（muscular portion）と線維組織（F）に接続する部位（fibrous portion）の2つに分けられる．

7 刺激伝導系との関係

上記の通り，CRCC-NCC 直下には，MS が位置している．MS を左室側から観察すると1つの線維性の膜としてしか認識できないが，右心側から観察すると三尖弁中隔尖により右房領域 MS と右室領域 MS，言い換えれば，左室－右房境界をなす房室中隔膜性部（AVSme）と左室－右室境界をなす心室中隔膜性部（IVSme）の2つに分けられている．重要なことは，この MS の下縁（言い換えれば，心室中隔筋性部 IVSmu の上縁）に沿って刺激伝導系のヒス束 His bundle（HB）が走行していることである（図13）．ヒス束は右房側に位置し右線維三角（中心線維体）を貫通する貫通部ヒス束（HBp）とそれに続き心室側に位置し膜性中隔下縁を走行する分枝部ヒス束（HBb）より構成されている．後者は心室側に入ると分枝が始まることよりこのように表現される．したがって，CRCC-NCC 直下領域に操作を加えることは，刺激伝導系の損傷の危険が存在する．

おわりに

上記の通り，大動脈基部構造は大変，複雑である．紙面の関係で多くを記すことができなかっ

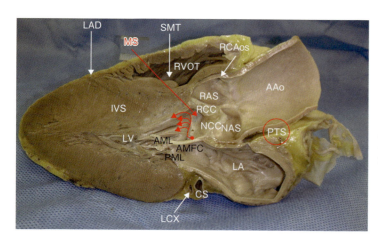

図11 大動脈基部と左室流出路との関係

大動脈弁無冠尖（左冠尖も同様であるが）から僧帽弁前尖 anterior mitral leaflet (AML)への移行部は，aorto-mitral fibrous continuity (AMFC)と呼ばれる心筋組織を含まない線維組織で構成されている．
心膜横洞（PTS），中隔縁柱（SMT），冠状静脈洞（CS），左冠動脈前下行枝（LAD），左冠動脈回旋枝（LCX）

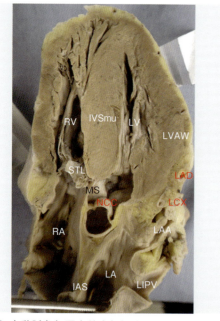

図12 大動脈弁無冠尖前半部領域における大動脈基部－左室流出路接合部の断面像

大動脈弁無冠尖（右冠尖も同様であるが）から膜性中隔を介し筋性部心室中隔（intervenricular septum；IVSmu）へ連続する．

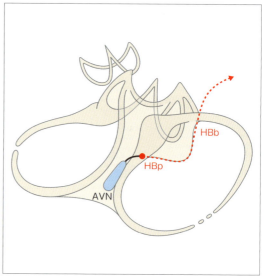

図13 線維性心臓骨格と刺激伝導系の関係

房室中隔に位置する房室結節（AVN）は，ヒス束となって右線維三角（中心線維体）を貫通後（貫通部ヒス束 penetrating portion of His bundle；HBp），分枝しながら膜性中隔 membranous septum (MS) 下縁を走行し（branching portion of His bundle；HBb），筋性部心室中隔（intervenricular septum；IVSmu）に抜ける．
（文献2）より引用改変）

たが，「構造のロジック」より大動脈弁構造を考えてみた．今後の日常臨床に役立てていただければ幸いである．

文献

1) 井川　修：臨床心臓構造学，医学書院，東京，2011
2) 佐藤達夫ほか監訳：臨床のための解剖学，メディカル・サイエンス・インターナショナル，東京，141, 2008
3) Wuliya, M et al：An expansible aortic ring to preserve aortic root dynamics after aortic valve repair. Eur J Cardiothorac Surg 2015；47：482-490
4) David, TE：Aortic root aneurysms：remodeling or composite replacement? Ann Thorac Surg 1997；64：1564-1568

第Ⅰ章 総論

2. 大動脈弁のエコー計測

馬原啓太郎　榊原記念病院循環器内科

はじめに

　大動脈弁逆流に対する標準術式は大動脈弁置換術である．最新の 2014 年に発表された弁膜症に関するアメリカ心臓協会およびアメリカ心臓病学会（AHA/ACC）のガイドライン[1]には，大動脈基部拡大を原因とする大動脈弁逆流で，大動脈弁尖の形態が保たれている場合には自己弁温存基部置換術は選択肢となりうると記載されている．2012 年に発表された欧州心臓病学会および欧州心臓・胸部外科学会（ESC/EACTS）のガイドライン[2]には，経験ある施設では大動脈弁形成術の良好な成績が発表されており[3〜5]，大動脈弁置換術に対する大動脈弁形成術の割合は増加しているが，いまだ標準術式は大動脈弁置換術であると記載されている．

　若年者に対する機械弁による大動脈弁置換術の有効性および高齢者に対する生体弁を用いた大動脈弁置換術の有効性は広く認められており，大動脈弁形成術の適応に関しては慎重に検討すべきである．

　一方で，大動脈弁尖組織自体の異常によらない，大動脈基部拡大に伴う大動脈弁逆流に対しては，自己弁尖を温存し基部の置換を行うという考え方はいかにも理にかなっている．大動脈弁尖の異常に伴う大動脈弁逆流に対する弁形成術はさらに技術を必要とする．いずれにしても，心エコー図検査を用いて大動脈弁逆流の機序を詳細に観察し，どこに異常があり大動脈弁逆流を生じているのか，どこの部分は正常に近いのかを正確に診断することが重要となる．

1 大動脈弁逆流の機序

　大動脈弁逆流は，大動脈弁複合体の構造的変化が，大動脈弁尖間に接合不全をもたらすことで生じる．すなわち，大動脈弁葉が変形を起こして接合不全を生じる場合と，大動脈弁の支持体である大動脈基部が拡大して弁尖の接合不全が生じる場合に分けられるが，それらは相互に関連し合っている．高度な大動脈弁逆流が存在すれば大動脈基部の拡大は起こりうるし，基部の拡大によって弁尖の 3 次元的な構造は変化する．Boodhwani ら[6]は大動脈弁逆流に対する手術術式を考慮した大動脈弁逆流の分類を発表している（図1）．実際には，2 尖弁と大動脈基部の拡大が主たる原因であるが，時に血管炎を原因とするものなどもあり鑑別が必要である．また，弁尖の折れ曲がり（bending）や開窓（fenestration）などが原因となっていることもある．退行性変化が原因の場合は形成術の適応とはなりにくい．

a. 大動脈 2 尖弁

　大動脈 2 尖弁に伴う大動脈弁逆流は，ほとんどの症例で癒合弁尖が余剰となり逸脱して逆流の原因となっている（図2）．縫線部分が肥厚短縮して同部位から多くの逆流を認める場合には心膜による補填が必要となることもあり注意が

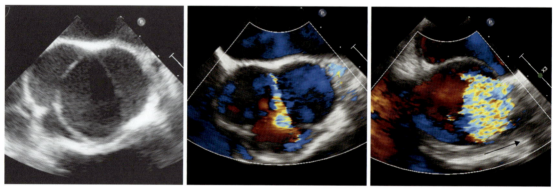

図1 大動脈弁逆流（AR）の機能分類（文献6）より引用改変）

図2 2尖弁と逆流の方向
癒合弁尖の対側方向に逆流は生じる．

必要である（図3）．またValsalva洞の形態が2等分に近いか3等分に近いかも重要となる（図4）．3等分に近い場合には，2尖化による形成術を行うと十分な弁口面積を得られず，術後に大動脈弁狭窄をきたす可能性が高くなる．また，基部拡大を伴っていることも多く，3次元的な評価が必要となる．2尖弁に対する大動脈弁形成術では術後の大動脈弁狭窄が常に問題となるため，術前の弁口面積やValsalva洞の形態，弁尖の変性の程度などを観察し，術後の弁口を予測することが重要である．また，術中の経食道心エコー図検査で有効な弁口面積が得られない場合には弁置換術への変更も考慮すべきである．

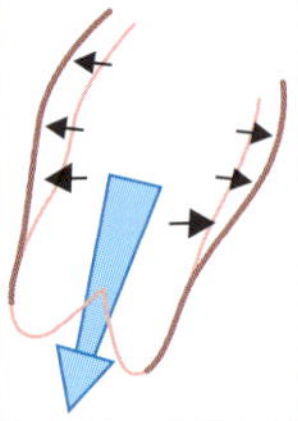

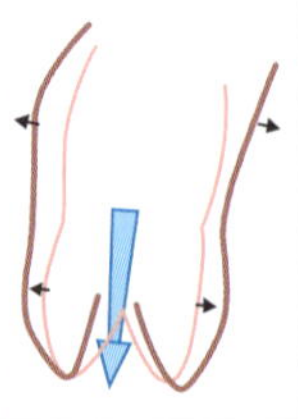

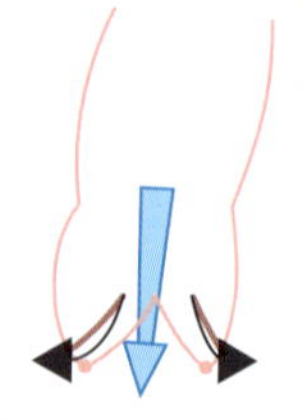

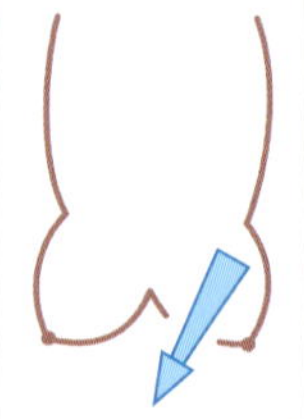

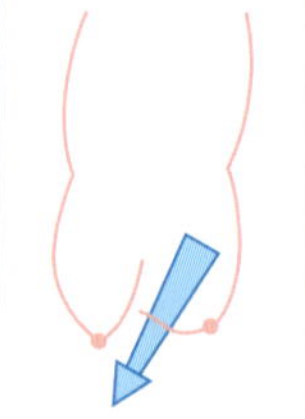

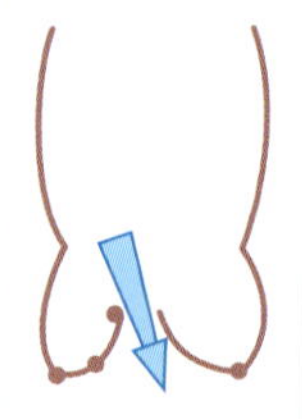

b. 大動脈基部拡大

大動脈基部拡大はほとんどの大動脈弁逆流症例で認める．基部拡大の様式は，多くの場合大動脈弁輪からValsalva洞，sino-tubular junction (STJ)，上行大動脈近位部の全体に及んでいるが，症例により異なる．基部拡大の様式は弁尖の接合形態に影響を及ぼすために，それぞれの拡大の程度と弁尖の接合形態を確認する．例えば弁輪拡大では弁尖接合は左室側に偏位し（図5a），STJの拡大では上行大動脈側に偏位する（図5b）．拡大の不均一さを原因として弁尖にずれを生じ，eccentric jetを認めることもある．また，後述する弁尖のbendingは多くの場合Valsalva洞が拡大した部位に生じる．

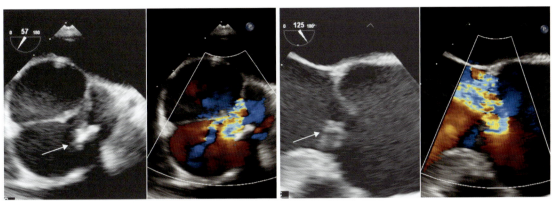

図3 縫線部分に高度石灰化を伴う高度大動脈弁逆流
縫線部分（矢印）に石灰化を認める．中央に間隙を認め逆流が生じている．

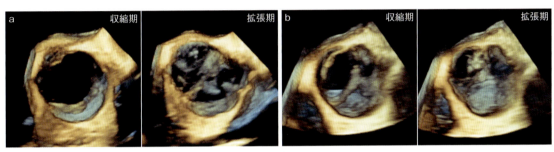

図4 2尖弁におけるValsalva洞の形態
aのValsalva洞は比較的2等分に近いが，bのValsalva洞では2：1に近い．

c. 弁尖逸脱

大動脈弁の弁尖逸脱に関しては明確な定義がなされていない．ここでは弁尖の接合にずれを生じてeccentric jetを認めるものを逸脱とする．三尖弁における弁尖逸脱の原因は，弁尖の粘液腫様変性に伴う弁尖自由縁の延長，大きなfenestration，bending，自由縁の断裂などである．自由縁の延長やfenestrationはbendingを伴って逸脱することも多い．大きなfenestrationが原因となっている場合には心膜による補塡を必要とする（図6）．bendingを認める際には（図7），どの弁尖のどの部分に存在するのか，弁尖中央なのか一方の交連部へ偏っているのか，bendingは弁尖間にずれを生じさせて逆流の原因となっているのかなどを評価する．

弁逸脱の評価は3次元経食道心エコー図検査をもとに行う．大動脈弁は3尖存在し，無冠尖や左冠尖の逸脱は通常の2次元心エコー図での評価は難しい．3次元心エコー図のdata setを用いることで，自由な断面で描出することが可能となり，各々の弁尖のずれと逆流の方向を評価できる（図8）．

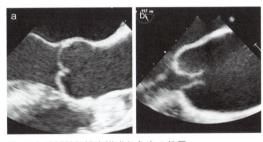

図5 大動脈基部拡大様式と弁尖の位置
aでは大動脈弁輪は拡大しているが，Valsalva洞およびSTJの拡大は目立たない．弁尖は左室側に偏位している．bでは大動脈弁輪は拡大していないが，Valsalva洞およびSTJは拡大している．弁尖は上行大動脈側に偏位している．

d. 弁尖の肥厚短縮

リウマチ性弁膜症では，リウマチ性変化によ

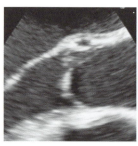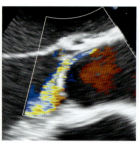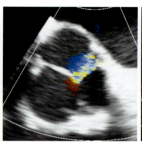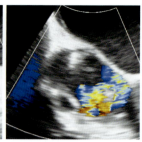

図6 開窓（fenestration）を原因とする高度大動脈弁逆流
無冠尖の左冠尖との交連部近傍より無冠尖逸脱方向への逆流を認めた．術中所見で同部位にfenestrationを認め自己心膜による補填を行った．

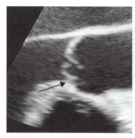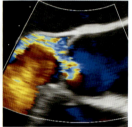

図7 折れ曲がり（bending）を原因とする高度大動脈弁逆流
右冠尖に折れ曲がり（bending）を認め右冠尖は逸脱している．逆流は右冠尖逸脱の方向に吹く．

り大動脈弁交連部の癒合と弁尖の肥厚短縮がみられ，弁尖の接合不全をきたして逆流の原因となる（図9）．また，加齢による退行性変化によっても大動脈弁尖は肥厚短縮し，十分な接合が得られず大動脈弁逆流をきたす（図10）．これらの病態では大動脈弁形成術は困難なことが多い．2尖弁や大動脈基部拡大，弁尖逸脱による大動脈弁逆流の症例でも加齢とともに弁尖の退行性変化をきたす．2尖弁の症例で大動脈弁通過血流速度が増加している症例，大動脈基部拡大や弁尖逸脱の症例では高齢の症例で特に注意を要する．後述する大動脈弁尖長（geometric height）の計測により，弁尖の大きさを数値化して評価することが重要である．

2　大動脈弁形成術前評価

　大動脈弁形成術前の評価としては，前述したように，まず逆流の成因を考えることが重要である．3次元経食道心エコー図検査を用いた計測としては弁尖長の計測を行う．それぞれのcuspに直交するような断面を描出し，ヒンジポイントから弁尖の先端までを計測する（図11）．弁尖長が3尖弁で16mm以下，2尖弁の非癒合弁尖で19mm以下の場合は，弁形成後に良好な長期成績が見込めない可能性があるとされている[7]．2尖弁に対する形成術の場合には術後の弁狭窄が問題となるため，術前に弁口面積を計測する．大動脈基部に関しては，弁輪部，Valsalva洞，STJとそれぞれの部位で3次元経食道心エコー図検査を用いて計測を行う（図12）．基部拡大を伴っている症例では，元来のSTJでのくびれを失っており，計測が困難なことも多い．そのような症例では，短軸像でValsalva洞のふくらみが消失して円形となる部位，大動脈弁交連部，冠動脈入口部などを目印としてSTJを計測している．また，弁輪から無冠尖/左冠尖の交連部までの高さを計測する（commissural height）．これは大動脈基部グラフトサイズの選択の際に参考となる．

おわりに

　大動脈弁形成術を検討するためには，術前に3次元経食道心エコー図検査を用いた評価が重要となる．まずは，3次元カラードプラ画像を用いて，逆流の方向から各弁尖のずれを確認する．ずれが存在する場合には，そのずれの原因を弁尖の状態や交連部近傍を注意深く観察する

2. 大動脈弁のエコー計測

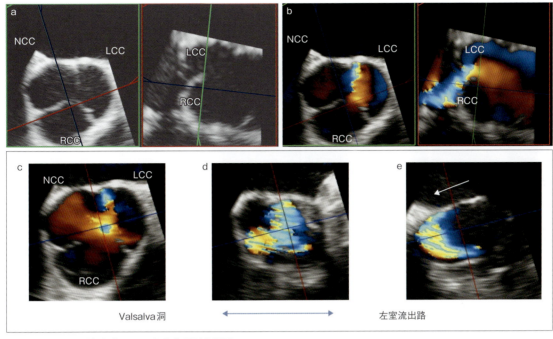

図8 LCC（左冠尖）逸脱による高度大動脈弁逆流
a, b：左側の短軸像から，赤のラインで切り出した長軸像が右側の画像である．LCCとRCC（右冠尖）を通る断面を描出し，LCCとRCCの弁尖接合のずれを確認できる．
c〜e：逆流の吸い込み血流から左室流出路方向への短軸像を，3次元画像から切り出している．逆流がLCCの対側へ向かっていることが確認できる．
NCC：無冠尖

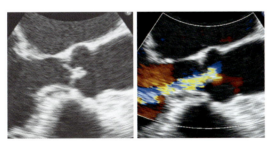

図9 リウマチ性変化による高度大動脈弁逆流
弁尖は肥厚し，リウマチ性変化を認める．短軸像では交連部の癒合も認めていた．

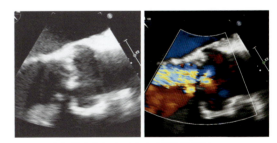

図10 退行性変化による高度大動脈弁逆流
弁尖は肥厚短縮し，石灰化を認める．大動脈弁狭窄も認めた．

ことで検討していく．基部拡大の有無も大動脈弁輪，Valsalva洞，STJ，上行大動脈とそれぞれどの部分がどの程度拡大しているのかを評価する．基本的には大動脈弁形成術は，拡大した基部を縮小することで弁尖のcoaptationを深くし，その後に弁尖を縫い縮めることで高さを揃えるという手技である．そのため，基部の拡大を認めない症例や弁尖の大きさが十分に存在しない症例では手技は難しくなる．

これまでは，大動脈弁逆流に対する標準術式が大動脈弁置換術であったために，大動脈弁逆流の成因に関しては詳細に検討されてこなかった．しかし，大動脈弁形成術を成功させるためには，僧帽弁形成術の術前評価と同様にどの部分に異常があり逆流が生じているのかを明らかにしていくことが重要と考えられる．

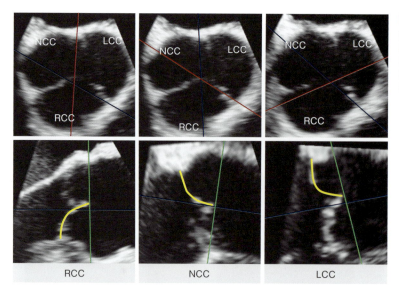

図11 geometric height の計測
短軸像で赤のラインをそれぞれの弁尖に直交させて geometric height を計測する．
RCC：右冠尖，LCC：左冠尖，NCC：無冠尖

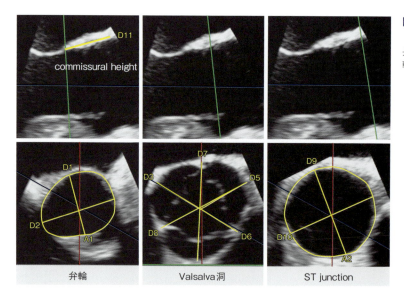

図12 大動脈基部の3次元画像計測
長軸像から適切な断面を切り出して短軸像で計測を行う．

文献

1) Nishimura, RA et al：2014 AHA/ACC guideline for the management of patients with valvular heart disease：executive summary：a report of the American College of Cardiology/American Heart Association Task Force on Practice Guidelines. Circulation 2014；129：2440-2492
2) Vahanian, A et al：Guidelines on the management of valvular heart disease (version 2012)：The Joint Task Force on the Management of Valvular Heart Disease of the European Society of Cardiology (ESC) and the European Association for Cardio-Thoracic Surgery (EACTS). Eur J Cardiothorac Surg 2012；42：S1-S44
3) Aicher, D et al：Aortic root remodeling：ten-year experience with 274 patients. J Thorac Cardiovasc Surg 2007；134：909-915
4) Aicher, D et al：Aortic valve repair leads to a low incidence of valve-related complications. Eur J Cardiothorac Surg 2010；37：127-132
5) Boodhwani, M et al：Aortic valve repair with ascending aortic aneurysms：associated lesions and adjunctive techniques. Eur J Cardiothorac Surg 2011；40：424-428
6) Boodhwani, M et al：Repair-oriented classification of aortic insufficiency：impact on surgical techniques and clinical outcomes. J Thorac Cardiovasc Surg 2009；137：286-294
7) Schafers, HJ et al：Cusp height in aortic valves. J Thorac Cardiovasc Surg 2013；146：269-274

第Ⅰ章 総論

3. 大動脈弁のCT計測

井口信雄　榊原記念病院循環器内科

はじめに

これまで大動脈の画像診断はほとんど心エコー検査に頼っていたが，近年CT機器およびワークステーションの進歩により，CT検査も有用かつ必須の検査法となりつつある．本稿ではCT検査をよりよく理解していただき，どのように活用するか述べてみたい．

1 CT検査の基礎知識

a. CT検査の流れ

腎機能低下や，造影剤アレルギーなどの禁忌のないことが確認された患者は，CT機器によって撮影がなされる．造影剤注入量が比較的多いため，筆者らの施設では右腕正中静脈を利用してルートが確保される．最近の機器は高速撮影が可能であるものが多く，実際に撮影にかかる時間はほんのわずかであり，撮影方法によっては0.3秒のスキャンで終了することさえある．しかし撮影方法により，撮影時間や被曝も異なる（図1）．なお実際に時間がかかるのは，至適心位相決定後，再構成した画像をワークステーションに送り，さまざまな画像表示を行う過程である．

b. CT画像の画質に関わる因子

CT検査によって得られる画像は，すべてが高画質で理解しやすい画像とは限らない．こうした画像を得るための条件として心拍数，石灰化，不整脈，造影剤注入量などさまざまな因子があり，こうした条件が揃って初めて"きれいな"CT画像が得られることになる．

c. アーチファクトの理解

1) banding artifact (stair-step artifact)

しばしばだるま落としのような階段状の画像を見ることがある．これはR-R間隔が一定でない場合に出現することがあり，正確な計測が不可能になることがあり，要注意である．

2) blooming artifact (partial volume effect)

CT値の高いものが，実際の大きさよりも大きく描出されるものである[1]．高度な石灰化においてみられることが多く，空間分解能の低い検出器においてより顕著である．

3) beam-hardening effect

CT値の高いものの近傍が黒く抜けて見える現象であり，計測に際しては過小評価する可能性があり，要注意である[2]．

d. CT画像の表示方法

1) volume rendering (VR)

立体的に理解しやすく，リアルな画像が提供される．しかし設定により形状が変化することがあり，計測には使用できない（図2）．

2) multi-planar reconstruction (MPR)

冠動脈の狭窄度評価に使用されるものであり，計測に最も適している．図3には大動脈弁のMPR像を示す．

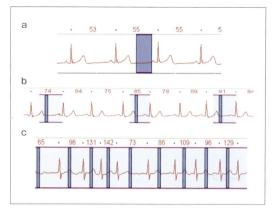

図1 撮影方法と心位相
prospective ECG gating には1心拍1心位相のみ曝射する方法（a）と1心位相を狙いながら数心拍にわたって曝射する方法（b）がある．また retrospective ECG gating は，全位相ないしある程度の幅を持った心位相を何心拍にもわたって曝射する方法（c）であり，すべての位相の再構成が可能となるが，被曝がもっと多くなってしまう．

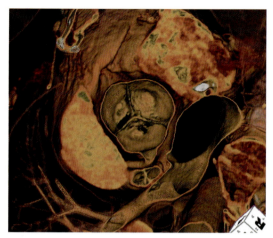

図2 volume rendering（VR）による表示方法
aortic root remodeling 術後の大動脈弁を VR 像で示す．周囲組織との解剖学的関係がわかりやすい．

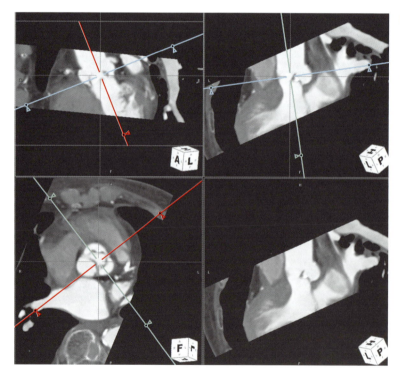

図3 multi-planar reconstruction（MPR）による表示方法
大動脈弁の動きを multi-planar reconstruction（MPR）像で示す．計測は通常 MPR 像を用いて行われる．

3）maximum intensity projection（MIP）

ある方向から見たときに，最も CT 値の高いものを表示する方法で，血管造影に模した表示が可能である（図4）．

2 大動脈弁をどのように撮影するのか（撮像機器と撮影タイミング，再構成法）

a．撮像機器など

大動脈弁は動くものである．したがって，そ

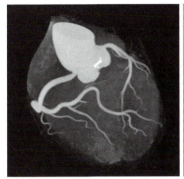
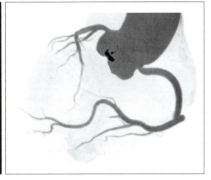

図4 maximum intensity projection(MIP)による表示方法
MIP像は，冠動脈造影に模した画像も作成可能であり，また石灰化の描出に優れており，3Dとすることで，大動脈基部の石灰化についても評価しやすい．

の観察と計測のためには高い時間分解能（速いシャッタースピード）が必要となってくる．ハード（機器）的にはガントリーの回転速度に依存するものであり，また1管球型よりは2管球型の方が有利となる．ハードで劣る場合にソフト的にそれを補う方法として再構成法に工夫が必要となる．またモーションアーチファクトを減らすために，バンドで胸部を固定することやしっかりとした息止めの練習などの細かい配慮も重要である．

b. 撮像方法および再構成

CT画像の作成においては，至適心位相の決定が必要となるが，拡張末期などに絞って撮影前から位相を決めて撮影する方法（prospective ECG gating）と，撮影後に位相を決める方法（retrospective ECG gating）がある．被曝線量を低減したい場合には前者が有用であるが，収縮期も拡張期も画像が必要である場合には後者とすべきである．筆者らの施設では，大動脈弁の評価の場合にはretrospective ECG gatingを原則として行っており，必要に応じて4Dイメージも提供している．ただし，できるだけ線量を落とすために管電圧を上げず，高感度検出器の使用や逐次近似法による再構成などを行っている．

3　大動脈手術に必要な計測とは？

これまで大動脈弁の形態評価，計測は心エコーによって行われてきた．しかし近年，経カテーテル大動脈弁置換術 transcatheter aortic valve implantation（TAVI）の普及に伴い，CTによる大動脈および大動脈弁計測の重要性が注目されている．

a. 標準的な計測項目

大動脈弁輪径，Valsalva洞，sino-tubular junction（STJ）径，上行大動脈径などが必要となる．通常は大動脈の軸に対して垂直な面を用いて計測することが望ましい（図5）．なお，TAVIにおいては，大動脈弁輪径の計測について Society of Cardiovascular Computed Tomography（SCCT）からのエキスパートコンセンサスとして推奨している方法がある[3]．大動脈弁輪は大動脈基部の最峡部に相当し，3枚の弁尖の最下点（hinge point）を結ぶvirtual basal ringで構成される平面である．MPRの横断像・矢状断像・冠状断像の多断面を用いながら，1点ずつhinge pointを決定し，弁輪面を確定したうえでトレースを行う（図6）．この弁輪の長径・短径，周囲径，面積などから弁輪径を推計することになるが，実際にはトレースが難しく，計測者によって異なることが懸念される．そこで筆者らの施設では，半値幅を用いたトレースの習慣をつけるようにして，個人差をなくすように心がけている（図7）．

弁輪は正円でなく，楕円であることが知られており，収縮早期に最大となり正円に近づくと考えられる．このため最大径を知るためには収縮期での画像が必要となるが，大動脈弁閉鎖不全症においては，拡張期の形態評価や計測が重

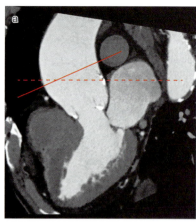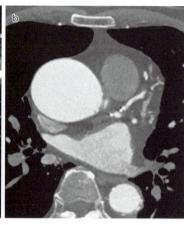

図5 大動脈径の計測

術前には大動脈径などの計測が必要であるが，拡張した上行大動脈の径測定は軸に対して垂直な面での計測が望ましい（a）．通常の axial 像上で評価する場合には，最短の径を求めることができず，overestimate されてしまう（b）．

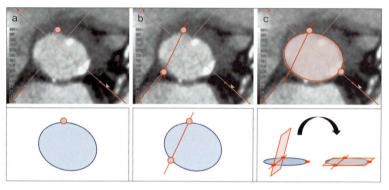

図6 MPR 像を用いた大動脈弁輪径の計測方法

大動脈弁輪径の計測は，特に TAVI の術前計測において必須である．三つの弁尖の最下点を含む弁輪面の決定の仕方を示す．まず一つの弁尖の最下点を決め（a），次にもう一つの弁尖の最下点を通る線を決め（b），最後に三つ目の弁尖の最下点を含む面を決定し（c），その面上で弁輪のトレースを行う．

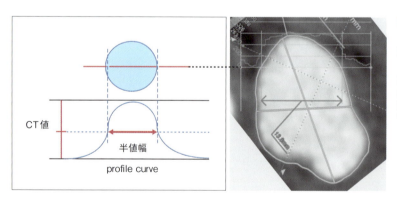

図7 半値幅を目安としたトレース方法

MPR 像は window level によってもコントラストや明るさが変わり，また解析者によってもトレースのされ方が異なる可能性がある．筆者の施設では，計測の際には半値幅を目安として行っている．

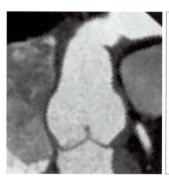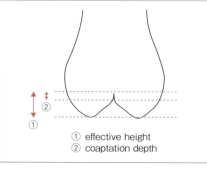

図8 aortic root remodeling 術後 CT 像（MPR）と弁尖のジオメトリー計測

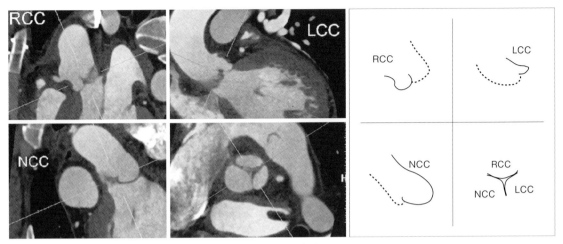

図9 大動脈弁閉鎖不全症（弁尖逸脱）例における術前の弁尖長計測
三尖それぞれの最下部を通る弁尖長の計測は，同一面で行うことは困難である．筆者の施設では，それぞれの弁尖の最下部を通る面でのMPR像を提供するようにしている．RCC：右冠尖，LCC：左冠尖，NCC：無冠尖

要となるため，先に述べたようにretrospective gatingを用いて，目的に応じた心位相での計測を行うことが望ましい．

同様にValsalva洞，STJ径の計測も行うが，Valsalva洞の大きさが一致しないため，STJと考えられる部位は同一平面上にあるとは限らない．このため我々は弁輪面から平行になる面でかつ最小径となる面（観察面を上下に移動して決定している）を決めて計測している．

b．effective height/coaptation depthの決定

大動脈弁形成術の際に，重要な計測となるのがeffective height/coaptation depthであるが，弁輪面が決定されれば，長軸方向のMPR像を用いてこれらの計測は可能となる．特に術後のdurabilityの予測因子としても重要とされており[4]，術後のCT評価も行っている（図8）．一方，自己弁温存基部置換術であるaortic root remodeling手術などにおいては弁尖の大きさ（長さ）の評価は極めて重要になると考えられるが，三尖の大きさはそれぞれ異なるのが一般的である．弁尖の最深部の径は弁尖の大きさの指標となりうるが，大動脈弁は通常三尖であるため，2DとしてのMPR像において同時にこれらを表示することは不可能である．

このため筆者の施設では，それぞれの最も長い弁尖長が確認できるように3つのMPR像を表示するようにしている（図9）．

4　3Dと4Dイメージング

一般的にはCT画像で4D像を示すことはほとんどされていない．しかし空間分解能や時間分解が極めて向上してきた近年のCT撮影において，4Dイメージのもたらすインパクトは大きいと考える（図10）．4D画像作成のためには，1心拍分のデータが必要であるため，被曝線量が増えることと，データ量が多くなることが問題となる．被曝に関しては，逐次近似法を用いた再構成法の進歩や高感度の検出器の登場により，これまでよりもはるかに低線量での撮影が可能となっており，手術を安全かつ高い精度で行うことの重要性を考慮すれば，積極的に利用すべきであると考える．さらに近年，ソフト上でデータをさらに補完してなめらかな4Dイメージ作成を可能とするだけでなく，ノイズ低減も可能としてより鮮明な4D画像作成ができるようになるソフトも開発されている．本稿はCTによる計測というタイトルであるが，4D像に

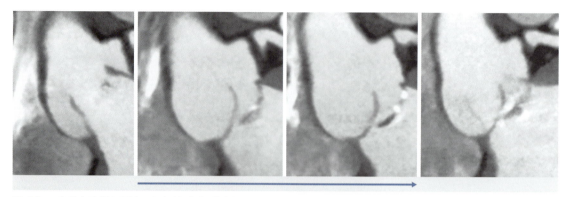

図10 二尖弁大動脈弁閉鎖不全症（弁尖逸脱）例のMPR像を用いた4D画像
4Dイメージとして見ることにより，実際の弁尖の動きや弁尖の可動性などが理解しやすい．

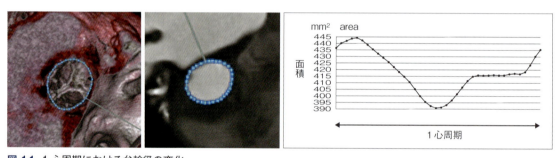

図11 1心周期における弁輪径の変化
voxel tracking法を用いれば，弁輪径の1心周期における変化についても評価が可能である．

よる大動脈弁およびその周囲組織の微妙な動きを視覚的に評価することも，計測と同様ないしはそれ以上の有用性があると考えている．さらにvoxel trackingという方法を用いることにより，動きの定量評価が可能であり，実際に筆者らの施設では1心拍中の弁輪部の面積や径の変化を定量的に評価することを試みている（図11）．これにより組織の弾力性などを定量的に示すことが期待される．

5 これからのCT活用法

4Dイメージなどを積極的に用いることにより，これまで以上に大動脈弁およびその周囲組織について立体的かつ動的に理解することが可能となり，術者にとって必須のツールとなること が期待される．またワークステーションによる画像操作がより容易となり，PC性能が向上すれば，将来的に"CTによる術前シミュレーション"を行う時代がくると思われる．

文献

1) Hoffman, EJ et al：Quantitation in positron emission computed tomography：1. Effect of object size. J Comput Assist Tomogr 1979；3：299-308
2) Joseph, PM et al：The effects of scatter in x-ray computed tomography. Med Phys 1982；9：464-472
3) Achenbach, S et al：SCCT expert consensus document on computed tomography imaging before transcatheter aortic valve implantation (TAVI)/transcatheter aortic valve replacement (TAVR). J Cardiovasc Comput Tomogr 2012；6：366-380
4) Pethig, K et al：Aortic valve reimplantation in ascending aortic aneurysm：risk factors for early valve failure. Ann Thorac Surg 2002；73：29-33

第Ⅰ章 総論

4. 大動脈弁形成術の適応と禁忌

小宮達彦　倉敷中央病院心臓血管外科

1 大動脈弁閉鎖不全症に対する手術適応

　大動脈弁閉鎖不全症（大動脈弁逆流 aortic regurgitation；AR）に対する外科的治療の適応については，各種ガイドラインが整備されている[1~3]（表1）．弁逆流が高度で，症状があればClass Ⅰで外科的治療を考慮する必要がある．無症状の場合でも，左室機能低下（LVEF（左室駆出率）＜50％），高度の左室拡大（LVDs（左室収縮末期径）＞50mm または LVDs＞25mm/m^2：Class Ⅱa，LVDd（左室拡張末期径）＞65mm ヨーロッパでは70mm：Class Ⅱb）を認める場合は，手術が推奨されている．日本人での左室拡大に対しては細かく分類されて，ガイドラインが示されているが，欧米人と比較して日本人の体格が小さいことを考慮すると体表面積で補正した値を用いるのが適切であろう．体表面積が1.5m^{2}の患者であればLVDs＞37.5mmとなる．以前のガイドラインと比べて，より左室拡大が進行しないうちに手術を勧めるようになってきていることと，収縮末期の左室径拡大がより重要な指標となってきているところに留意する必要がある．

　これらのガイドラインは人工弁置換術を行う前提で作成されている．僧帽弁では人工弁置換に対する弁形成の優位性が確立されており，より早期に手術を勧めるようになってきている．大動脈弁では，弁形成のエビデンスはまだ十分には得られていない．機械弁での一生涯の抗凝固療法の必要性ならびに生体弁での耐久性の問題を考慮すると，若年患者については，大動脈弁形成に有用性を見出すことができる．

　Aicherらの報告では，640例（平均年齢56±17歳）の大動脈弁形成術での30日死亡率は3.4％で，死亡症例は高齢で冠動脈バイパス術併施例が多かった．10年生存率は80％であった．3尖弁（N＝411）の10年再手術回避率は93％，2尖弁（N＝205）では81％と2尖弁でやや不良であった．再手術の理由としては，逸脱の進行および縫合部の離開が多く，次に感染性心内膜炎，弁尖退縮，二次的弁輪拡大であった[4]．Priceらの報告では，475例（平均年齢53±16歳）の大動脈弁形成術で30日死亡率は0.8％で10年生存率は73％であった．10年再手術回避率は86％で，2尖弁と3尖弁では差はなかった．年間弁関連イベント発生率は，塞栓症1.1％，出血0.23％および感染性心内膜炎0.19％であった[5]．メイヨークリニックからの報告では，基部置換を行わず大動脈弁形成のみを行った331例（平均年齢53±17歳）での手術死亡率は0.6％であった．1％で早期再手術を必要とした．10年生存率は81％で，左室拡大（LVDs＞50mm）とLVEF低下（＜50％）がリスク因子であった．10年再手術回避率は79％で，高度AR，退院時の軽度ARがリスク因子であった．2尖弁はリスク因子にはならなかった[6]．

　若年の2尖弁に対する弁形成術は有望ではあるが，すべての施設で良好な結果を得る術式が

表1 高度大動脈弁逆流を有する場合の大動脈弁置換術の適応

	アメリカ	ヨーロッパ	日本
症状有無	症状あり：Class I	症状あり：Class I	症状あり：Class I
左室機能	EF＜50％：Class I	EF＜50％：Class I	EF＜50％：Class I EF＜25％：Class IIb
左室拡大	ESD＞50mm or ESD＞25mm/m²：Class IIa EDD＞65mm：Class IIb	ESD＞50mm or ESD＞25mm/m²：Class IIa EDD＞70mm：Class IIa	ESD＞55mm or EDD＞75mm：Class I ESD＞50mm or EDD＞70mm：Class IIa ESD＞45mm or EDD＞60mm：Class IIb
他の心臓手術	あり：Class I （中等度AR：Class IIa）	あり：Class I	あり：Class I

確立されているわけではない．また再建弁の耐久性について，生体弁より優れているかどうかの結論はまだ得られていない．メイヨークリニックからの報告では，平均年齢41歳の弁形成患者では10年後に人工弁置換を必要とするのは50％にも上るが，生体弁による弁置換患者と条件を揃えて比較すると，10年再手術回避率は形成で72％，人工弁置換で64％と同等であった[7]．Kerchoveらは，形成に基部置換を加えることで6年再手術回避率は100％に向上したと報告している[8]．Aicherらの報告では559例の2尖弁形成術の10年再手術回避率は82％であったが，弁輪縫縮を加えることで再手術を軽減させる可能性を報告している[9]．

2尖弁で典型的な癒合形態の場合は，交連部の中心角が，120°に近いものでは余剰弁尖の縫縮により狭窄となるリスクがある．また1尖弁では術前に2尖弁と診断されている場合が少なくない．またrapheに石灰化がある場合は，パッチが必要になることがある．形成の質を担保するうえで，術前の詳しい弁の評価が重要であり，弁形成の適応と時期については十分に議論する必要がある．

弁逆流が弁自体の根本的脆弱性に由来するのであれば，弁形成手技は成り立たない．僧帽弁の場合も同様の懸念があったが，弁形成術の良好な長期遠隔成績から，その懸念は杞憂であることが示されている．人工弁輪による弁輪縫縮がその成績に貢献していることは間違いない．大動脈弁形成も同様に考えてよいかはまだ明らかではないが，弁輪のスタビライゼーションにより成績が安定すると考えられる．また大動脈弁の長期遠隔安定を得るためには，十分な接合を得ることである．弁逆流の有無だけでなく，弁形態，弁接合の深さを術中3Dエコーで評価することが重要である．

2 大動脈基部拡大を伴う場合の手術適応

大動脈基部拡大に対しての自己弁温存基部置換術は，ARがなくても，その出現を予防する効果が期待されており，大動脈径で手術適応が議論されている[1〜3, 10]（表2）．ガイドラインでは2尖弁では基部が5cm以上（Class IIa）あるいは弁に対する手術が必要な場合は4.5cm以上（Class IIa）が置換の適応とされている．3尖弁でも，基部サイズ5cmではARがなくても自己弁温存基部置換が勧められており（Class I），Marfan症候群などの結合織疾患では4.5cm以上，妊娠希望女性の場合は4cm以上で基部置換を考慮する必要がある（Class IIa）．結合織疾患がない場合でも，ARがある場合は，4.5cm以上の拡大では基部置換の適応になるが，4.5cm以下でも十分経験のある施設では弁温存基部置換の適応拡大は許容されるとしている．A型急性大動脈解離の場合は，内膜亀裂が右

表 2 大動脈基部拡大に対する手術

	アメリカ	ヨーロッパ	日本
Marfan 症候群	大動脈＞45mm＋家族歴：Class Ⅰ 大動脈＞40mm 妊娠希望：Class Ⅱa	大動脈＞45mm＋リスク**： Class Ⅱa	大動脈＞45mm：Class Ⅱa 大動脈＞40mm 妊娠希望： Class Ⅱa
2 尖弁	大動脈＞55mm：Class Ⅰ 大動脈＞50mm＋リスク*：Class Ⅱa 大動脈＞45mm＋severe AS or AR： Class Ⅱa	大動脈＞50mm＋リスク***： Class Ⅱa	大動脈＞45mm：Class Ⅰ 大動脈＞40mm：Class Ⅱa
大動脈弁手術適応＋		大動脈＞45mm：Class Ⅱa	大動脈＞50mm：Class Ⅰ
上記以外	大動脈＞50mm：Class Ⅰ	大動脈＞55mm：Class Ⅱa	大動脈＞50mm：Class Ⅱb

＊：大動脈解離の家族歴または年間 5mm 以上の大動脈径の拡大．
＊＊：大動脈解離の家族歴，年間 2mm 以上の大動脈径の拡大または妊娠希望．
＊＊＊：大動脈縮窄症，高血圧，大動脈解離の家族歴または年間 2mm 以上の大動脈径の拡大．

冠洞または左冠洞に及ぶ場合や，4.5cm 以上の基部拡大がある場合（Class Ⅰ），必ずしも弁温存できるとは限らないが基部置換が必要とされている．

自己弁温存大動脈基部置換の先駆者である David らは，良好な遠隔成績を発表している．A 型急性解離 12％ を含む 371 例（reimplantation は 80％）の手術死亡率は 1.1％ であった．37％ の症例で自由縁の縫縮，24％ では自由縁の補強を追加した．再手術は 10 例で 18 年の再手術回避率は 95％，中等度以上 AR 回避率は 18 年で 78％ であった．遠隔期の AR 再発の予測因子は何もないとしているが，弁変性が強い場合は手術適応から外されるようである[11]．基部拡大に伴い弁変性が軽い場合の自己弁温存基部置換の遠隔成績は非常に良好であることが示されたといえるだろう．術後の残存 AR については，David-V 術後 1 年で 43％ に軽度の AR，5％ で中等度の AR で 2％ は高度の AR を認めた．軽度の AR の 12％ は中央値 28ヵ月後に中等度に悪化したがその後の悪化はなく再手術には至らなかったことより，軽度の AR は許容されるとしている[12]．

自己弁温存基部置換の適応の拡大について Emory からの報告では，拡大群 78 例（急性大動脈解離 29 例，3 度以上の AR が 53 例，再手術 14 例）と通常例 72 例の David-V 手術症例の比較を行った．手術死亡は適応拡大群の 3 例のみであったが，遠隔期の中等度以上の AR 回避率は 91％ と 95％ で同等であった[13]．続報では，A 型急性解離に対する自己弁温存基部置換術 43 例に対して，手術死亡は 4.7％，14％ に術中弁尖の形成を要し，83％ は術中 AR は 1 度以下に制御された．遠隔期の人工弁置換移行はなく，94％ が AR は 1 度以下に制御されていた[14]．

おわりに

僧帽弁閉鎖不全症で無症状での早期手術がガイドラインで推奨されるようになった．この理由は，僧帽弁形成術の良好な遠隔成績が明らかになったためである．再現性のある修復技術が確立されたことにより，症例数の多い施設では安定した手術成績を出すことができるようになっている．各種の人工弁輪が開発された効果も大きい．一方，AR では，弁形成の弁置換に対する優位性はまだ確立していない．したがって早期手術のエビデンスはまだない．現段階での大動脈弁形成術の適応は，大動脈弁置換術の適応と同様と考え，無症状でも LVEF 低下と左室の中等度以上拡大がある場合である．2 尖弁の場合は，基部置換や弁輪縫縮を加えることで遠隔成績の良好な報告が出てきているので，今後より早期の手術を勧められるかもしれない．また 3 尖弁でも基部拡大がある場合は，弁変性が

進行しないうちに自己弁温存基部置換術を行うことで，良好な遠隔成績を出せている．これらの病変では僧帽弁と同様に，形成術の確実性が高いことが期待されているので，早期の手術介入の有用性が証明できるかもしれない．

近年は大動脈弁形成術に対する関心が高まっており，取り組む施設が増えてきている．それらのデータを集積，分析して，多くの知見を得ることで，術式やリングの開発が進み，症例の選択ができるようになれば，僧帽弁と同様に早期手術を勧めることができるようになる可能性がある．弁形成か弁置換を要するのかの判断には十分な経験を要し，形成手技の質についても明らかなラーニングカーブを要する[4]．弁尖の性状いかんでは人工弁置換になる可能性が少なくない現状では，適応の拡大については十分な経験を有した施設での成績を検証することが肝要である．

文献

1) Nishimura, RA et al：2014 AHA/ACC Guideline for the management of patients with valvular heart disease. A report of the American College of Cardiology/American Heart Association Task Force on practice guidelines. Circulation 2014；129：e521-e643
2) Vahanian, A et al：European guidelines on the management of valvular heart disease (version 2012)：the joint task force on the management of valvular heart disease of the European Society of Cardiology (ESC) and the European Association for Cardio-Thoracic Surgery (EACTS). Eur J Cardiothorac Surg 2012；42：S1-S44
3) 循環器病の診断と治療に関するガイドライン（2011年度合同研究班報告）．弁膜疾患の非薬物治療に関するガイドライン（2012年改訂版）．http://www.j-circ.or.jp/guideline/pdf/JCS2012_ookita_h.pdf（2015年9月閲覧）
4) Aicher, D et al：Aortic valve repair leads to a low incidence of valve-related complications. Eur J Cardiothorac Surg 2010；37：127-132
5) Price, J et al：Risk of valve-related events after aortic valve repair. Ann Thorac Surg 2013；95：606-612
6) Sharma, V et al：Expanding relevance of aortic valve repair－Is earlier operation indicated？ J Thorac Cardiovasc Surg 2014；147：100-108
7) Ashikhmina, E et al：Repair of the bicuspid aortic valve：a viable alternative to replacement with a bioprosthesis. J Thorac Cardiovasc Surg 2010；139：1395-1401
8) de Kerchove, L et al：Valve sparing-root replacement with the reimplantation technique to increase the durability of bicuspid aortic valve repair. J Thorac Cardiovasc Surg 2011；142：1430-1438
9) Aicher, D et al：Early results with annular support in reconstruction of the bicuspid aortic valve. J Thorac Cardiovasc Surg 2013；145：S30-S34
10) Svensson, LG et al：Aortic valve and ascending aorta guidelines for management and quality measures：Executive summary. Ann Thorac Surg 2013；95：1491-1505
11) David, TE et al：A quarter of a century of experience with aortic valve-sparing operations. J Thorac Cardiovasc Surg 2014；148：872-879
12) Stephens, EH et al：Incidence and progression of mild aortic regurgitation after Tirone David reimplantation valve-sparing aortic root replacement. J Thorac Cardiovasc Surg 2014；147：169-178
13) Leshnower, BG et al：Expanding the indications for the David V aortic root replacement：Early results. J Thorac Cardiovasc Surg 2012；143：879-884
14) Leshnower, BG et al：Midterm results of David V valve-sparing aortic root replacement in acute type a aortic dissection. Ann Thorac Surg 2015；99：795-801

ONE POINT ADVICE

valve in valve 時代における大動脈弁形成術の意義

林田健太郎
慶應義塾大学医学部循環器内科

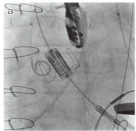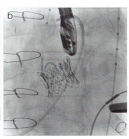

図1 劣化生体弁に対する Sapien XT を用いた valve in valve の手技
左：経心尖アプローチで慎重に位置決めを行う．
右：TAVI 弁留置後．

はじめに

経カテーテル的大動脈弁留置術 transcatheter aortic valve implantation（TAVI）は，周術期リスクが高く外科的大動脈弁置換術の適応とならない，もしくは高リスクな患者群に対して，より低侵襲な治療として開発されてきた．2002年にフランスの Rouen 大学循環器内科の Cribier 教授によって第一例が施行されて以来[1]，2007年にヨーロッパで CE マークを取得し，2011年には Edwards 社の Sapien が，また Medtronic 社の CoreValve も 2014 年に米国で FDA 承認を受けている．現在までに欧米を中心に世界中で 15 万例以上が治療されており，世界中で急速に進歩，普及しつつある治療法である．日本でもようやく 2013 年 10 月より保険償還され，日本全国で 1,700 例以上の患者がすでに治療を受けており，実施施設も拡大しつつある．

現在ヨーロッパでは，日本での適応が得られていない病態に対しても TAVI が積極的に行われており，その一つとして劣化生体弁に対する"valve in valve"（VIV）の手技も日常臨床の一部として行われている（図1）．このように劣化生体弁に対しても再開胸せず治療を行うことができるため，高リスクな患者にとって非常に有望な治療であるが，一方で手技的な難易度も高く，さらに成績もいまだ改善の余地が多分にある．

本稿では，この新しい TAVI によって VIV が今後本邦でも可能となっていくことを踏まえ，外科的大動脈弁形成術の意義と今後の展望について概説したい．

1. valve in valve の現状

現在 VIV は欧米を中心に徐々に広まりつつある治療であるが，最も規模の大きい報告として，global multicenter registry が 2014 年に JAMA に報告されている[2]．この研究では 2007 年から 2013 年の間に欧米を中心とした 55 施設で治療された 459 例の VIV 症例が対象となっている．30 日死亡は 7.5％，major stroke は 1.7％で認められた．また 1 年生存率は 83.2％であったが，特記すべきこととして，20mm 以下の小さい弁に対する VIV では 1 年生存率は 74.8％と有意に低く，また独立した予後の予知因子として，「21mm 以下の生体弁サイズ」が同定された（ハザード比 2.04；95％信頼区間 1.14〜3.67，$p=0.02$）．

さらに，使用する TAVI 弁の種類でも残存圧較差に違いが生じ，平均圧較差 mean pressure gradient が 20mmHg 以上残存する可能性は，CoreValve では約 25％であるのに対し，Sapien では約 40％と有意に上昇している．この理由としては，Sapien では intraannular position に TAVI 弁が位置されるため，より狭小弁輪の影響を受けやすい．一方，CoreValve では supraannular position に TAVI 弁の機能部分が位置されるため，狭小弁輪の影響を受けにくいという差がある．

実際生体弁では sewing ring の部分があり，本当の internal diameter は表記されている弁サイズよりさらに小さくなるため，21mm 以下の弁では圧較差が残存し，patient-prosthesis mismatch が生じる可能性がある．特に本邦では 21mm より大きい生体弁を大動脈弁位に入れることは多くないため，将来の VIV が難しくなる可能性が高い．

2. 大動脈弁形成術への期待

以上より，21mm 以下のサイズの生体弁を入れると将来の VIV の成績は悪くなることが判明しているため，将来の VIV を考えるとより弁輪サイズを大きく維持できる手技が必要となってくる．大動脈弁形成術は，sewing ring を必要としないためにより弁輪サイズを大きく保つことが可能であり，また Valsalva 洞などの解剖学的特徴も維持しうるということで，その役割は今後より重要になってくると考えられる．

次に，将来の VIV を見据えたうえで大動脈弁形成術に期待されることは，まず第一義に，VIV 後有意な圧較差を生じない程度の，より大きな弁径を保つことである．弁尖の短い症例では弁尖同士の coaptation depth をより長く確保するために annuloplasty を追加することが多いが，将来を見据えて必要最小限

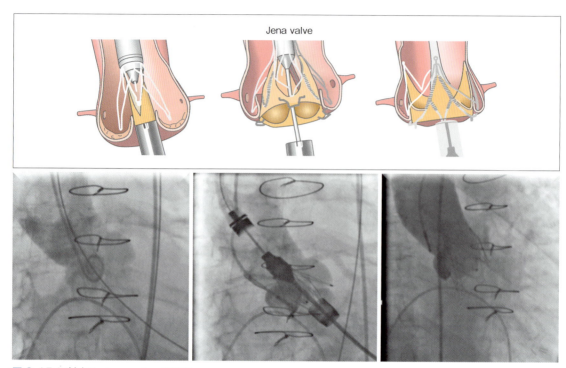

図2 ARに対するJena valveの留置
左：ARを伴う大動脈弁，中央：Jena valveの位置決め，右：弁留置後逆流の消失を認めた．

にとどめておくことも考慮すべきである．

またTAVIの際にValsalva洞は弁尖に付着した石灰化の格納庫として機能するため，より大きく保つことがVIV時の冠動脈閉塞のリスクを軽減すると考えられる．したがって基部置換する際にはreimplantation法よりremodeling法のほうが有利であり，reimplantation法を施行するとしてもValsalva graftを用いることが必須であると思われる．

また，形成後の弁尖が非常に長いと冠動脈閉塞のリスクを上げる可能性があるため，注意が必要である．この点を鑑みると，長い自己心膜で三尖とも置換すると将来のVIVは困難なことが予想され，大動脈弁形成術の意義は大きい．ただし短い弁尖を自己心膜で延長する場合は必要最小限にとどめておくことが肝要である．

さらに，現行のSapien, CoreValveともにTAVI弁の固定のためには自己弁の石灰化が必要となるため，形成術後弁が変性，劣化した際に，全く石灰化がないと留置が困難となることが考えられる．実際TAVIは主に加齢性の大動脈弁狭窄症に施行される手技であり，大動脈弁閉鎖不全症（大動脈弁逆流 aortic regurgitation；AR）に対するTAVIも施行されるが，現行デバイスではmigrationのリスクが高いことが知られている[3]．そこで，このようなARに対しても適応できる第2世代デバイスとして，Jena valveが開発されている（図2）．この弁は，クリップのような構造で弁尖を挟み固定するので石灰化が少なくても機能するという特徴を持っており，2013年に初めてARに対するCEマークを取得している[4]．今後，大動脈弁形成術後のVIVにはこのようなデバイスが適している可能性がある．

おわりに

本稿ではVIV時代に大動脈弁形成術に期待する点について概説した．本邦では狭小大動脈弁輪の患者が多く，特に若年者などで，将来的なVIVを考える際に，前述した点を意識しながら大動脈弁形成術を考慮することも重要であると考えられる．今後のこの手技の発展に期待したい．

文献

1) Cribier, A et al：Percutaneous transcatheter implantation of an aortic valve prosthesis for calcific aortic stenosis：first human case description. Circulation 2002；106：3006-3008
2) Dvir, D et al：Transcatheter aortic valve implantation in failed bioprosthetic surgical valves. JAMA 2014；312：162-170
3) Roy, DA et al：Transcatheter aortic valve implantation for pure severe native aortic valve regurgitation. J Am Coll Cardiol 2013；61：1577-1584
4) Taramasso, M et al：New devices for TAVI：technologies and initial clinical experiences. Nat Rev Cardiol 2014；11：157-167

第Ⅱ章
各 論

第Ⅱ章　各論／1．大動脈弁形成術の変遷，方法，成績

a. 2尖弁

椎谷紀彦　浜松医科大学外科学第一講座

はじめに

　大動脈弁逆流 aortic regurgitation（AR）に対する弁形成術が注目され，病態別の適応手技が標準化されつつある中で，こと2尖大動脈弁 bicuspid aortic valve（BAV）に伴う AR の弁形成術はいまだ標準化していない．最大の要因は BAV の phenotype が多様なことであり，弁尖形態一つとっても raphe の有無や癒合弁尖の種類，交連の orientation など多種多様である．加えて BAV/AR では aorto-ventricular junction（AVJ），Valsalva 洞，sino-tubular junction（STJ）から上行大動脈の拡大を伴う症例が多いため，弁尖のみの処置で良好な成績が得られる症例は，むしろ少ない．

　本稿では，かかる考察を背景とし，BAV の phenotype と臨床的意義，さまざまな形成手技と BAV に特有な問題点について，私見を交えて述べる．

1　術式の変遷

　BAV/AR に対する弁形成術の歴史は古く，1960年代にはすでに，交連近傍での自由縁縫縮が報告されている．現在のコンセプトの源流は，Carpentier による1983年の AATS 講演 "French correction" に求めることができる．用いられた手技は，逸脱弁尖の三角切除による自由縁長の補正，circular suture（水平マットレス）による大動脈弁輪（本稿では王冠型の3次元の弁付着部位を示す用語とする）の縫縮である．BAV に限定すると，1991年に Cosgrove らが21例の初期成績（28例の大動脈弁形成術の75%）を報告している．手技的には raphe の切除と癒合弁尖の三角切除縫合に Cabrol の subcommissural annuloplasty を組み合わせたものである．これらの手技は，BAV を2尖のまま修復するものであり，若干の工夫・修正が加えられてきたものの，基本は現在も変わらない．ただし最近の遠隔成績の検討から，AVJ 拡大への介入の重要性が報告されており[1～3]，積極的な弁温存大動脈基部置換術 valve sparing aortic root replacement（VSARR）の適応[4]を含む，いくつかの戦略が導入されている[5,6]．

　一方，3尖化 tricuspidization による形成術も，複数の外科医によって異なる手技が報告されてきた．2尖のまま形成する手技とは異なり，3尖化は effective height（eH）を確保しても弁口面積を犠牲にしない．このため癒合弁尖の自由縁長が非癒合弁尖よりかなり長い場合には一考の余地がある．3尖化の手技については別項が設けられているため，本稿では専ら2尖のまま形成する手技について述べる．

2　適応と禁忌

　僧帽弁における Carpentier 分類に則った El Khoury 分類が，病態の理解と適応手技の選択

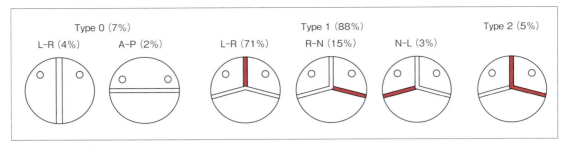

図1 Sievers 分類
(文献7) より引用改変)

表1 aortopathy の phenotype (Otto)

		N	A	E	小計/全体
左右型	type 1	86 (60%)	50 (35%)	8 (5%)	144/152
前後型	type 2	12 (32%)	20 (54%)	5 (14%)	37/39
	type 3				/1

に有用である(12ページ参照). 論理的な術式選択のためには, 多様な BAV の phenotype を理解する必要がある. phenotype には血行動態のみならず, 遺伝子が反映されている.

a. 弁尖形態の分類

外科医にとって最も簡便な表現法は, 1尖弁も含めた Sievers の分類(**図1**)であろう[7]. ここでは raphe の有無と数を type で(0 は raphe なし, 2 は 1 尖弁を指す), 癒合弁尖を L/R/N で, 病態を S/I/B (狭窄/逆流/混合) で表記する. 最も多いのは type 1 L-R で全体の 2/3 を占める. 純粋な 2 尖弁形態を呈する type 0 は 7% と少ない. この傾向は, 逆流病変のみを取り上げても同様である.

Sabet らは交連の角度について言及している. 180/180°の配置は 5% にみられ, その 1/3 は raphe がない. 一方で 120/240°の配置は 2% にすぎない. 最も多い 92% を占めるのはその中間で, いわゆる 150/210°配置に相当する. 弁尖形態別に弁尖にかかるストレスをシミュレーションした研究[8]では, 180/180°の Sievers type 0 弁は, 150/210°の Sievers type 1 L/R 弁よりストレスが小さいことが示されている. BAV/AR の手術時平均年齢は BAV/AS より若年であり, 石灰化の頻度も低いことが報告さ れている. 弁尖石灰化の程度はストレスと経過期間で変化するため, かかる知識は, BAV の自然予後を推定するのみならず, 修復された弁の予後を考えるうえでも重要である. Schäfers らは, 修復後の交連角度が 160°以上となった BAV の遠隔成績が良いと報告している[1].

b. 大動脈病変 aortopathy

Otto らは左右型 BAV をさらに右冠尖と無冠尖が癒合した type 2 と, 左冠尖と無冠尖が癒合した稀な type 3 に分け, 前後型(type 1)と合わせた 3 つの弁尖形態と大動脈形態の関係を検討した. 大動脈形態は STJ が存在し sinus が上行より大きい正常型(N), 上行が sinus より大きい上行拡張型(A) と STJ が消失した型(E) に分類されたが, 8 割を占める type 1 では N 型が 6 割を占めるのに対し, type 2 では A 型が半数以上を占め, type 1/2 ともに E 型は少なかった(**表1**). 一方 Fazel らは大動脈形態を 4 群に分類している. すなわち, 基部のみ拡張(1群, 13%), 上行のみ拡張(2群, 14%), 上行弓部の拡張(3群, 28%), 基部から上行(弓部)の拡張(4群, 45%)である. ここで重要なことは, 基部の拡張が 6 割弱にみられ, その 1/3 強に bovine arch が認められることである. すなわち, Otto らの N 型は基部が拡張してい

ないわけではなく，あくまで基部＞上行という相対的関係を示している．

aortopathyに伴う大動脈弁輪の変化は，BAVの中でも大動脈弁狭窄aortic stenosis (AS)とARで大きく異なる部分である．Sabetらは，ARでは弁輪拡大（おそらくAVJ拡大のこと）が約半数にみられ，ASの11％より高率であったと報告し，Sadeeらは基部拡大が約1/3にみられ，その存在はAR発生のリスクを4倍に上昇させたとしている．すなわち，BAV/ARの発生にはaortopathyが密接に関与している．

c. 術式選択のジレンマ

BAV aortopathyにおける上行大動脈拡張には，血行動態因子以外に組織の脆弱性が関与していると考えられている．このため治療介入の基準は3尖大動脈弁の場合より低く設定され，ESCガイドラインでは大動脈弁手術時には45mmとされてきた[9]．しかし最近の研究では，解離発生時の大動脈径はBAVのほうが10mm大きいと報告され[10]，早期介入の妥当性は見直されている．大動脈基部に関しても，上行大動脈置換＋大動脈弁置換後の長期予後の解析から早期介入は必要ではないと報告されている[11]．ただし，これらの報告ではBAVのphenotypeは考慮されていない．

弁形成の長期成績の観点ではAVJ拡大への介入の重要性が指摘されており[1,2]，径に基づく基準では基部置換の適応にならない病変に対しても，積極的にVSARRが実施される傾向にある[4]．VSARRでは，基部を残してAVJ径を縮小・安定化させる種々の試みとは異なり，交連の配置を自由に変更することもできる．しかし上行大動脈置換より侵襲は大きく，必然性のない基部介入の妥当性には異論がある．

d. 良好な遠隔成績が期待できる病変は？

2尖のまま修復されたBAVの遠隔期には，ARの再発に加え圧較差の増大が問題となる[6]．この点で，術前の圧較差や弁尖の高度な肥厚・石灰化の存在は好ましくない．後者は弁尖の接合にも不利に働くほか，弁尖の横皺の癒合からgeometric height (gH)の短縮をきたす．これらを解決するためには，弁尖硬化部分の切除に加え，extensionなどの心膜補填が必要になるが，心膜補填は遠隔成績を悪化させる因子である[1]．すなわち，開放制限や切除後に補填を要するような高度な弁尖硬化がない病変を選択するのが賢明である．

3 長所・短所

BAV/ARを2尖のまま修復する弁形成術では，弁口面積の確保と耐久性が相反する関係にある．これは3尖化にはみられない特有の問題点である．

a. effective height (eH)

Schäfersらは大動脈弁形成術の遠隔成績におけるeHの重要性を指摘しているが，BAVでは3尖大動脈弁より高めが必要とし，9mm以上の予後が良好としている[1]．eHを稼ぐためには，非癒合弁尖にもcentral plicationを加える必要がある．しかしBAVの場合，STJ径に比して自由縁長が短くなればなるほど，弁尖の開放は制限される．すなわち，eHの確保と弁口面積の確保は両立せず，妥協点をどこに見出すかが重要となる．適正なeHはgHとAVJ径に依存するものであり，本来eH単独で考慮すべきものではない．欧米人に比して小柄な日本人においても適用可能な基準の確立が望まれる．

b. 交連の配置角度

Schäfersらは交連を180/180°に配置することを推奨している．その目的は癒合弁尖の開放を改善することであるが，弁尖ストレス軽減から二次的石灰化の軽減につながる可能性もある．ただし非癒合弁尖の開放は制限される方向に向かう（簡単な数学である）ため，弁口面積に対する総合効果には疑問が残る．実際Bavariaら

は150/210°のまま修復されたBAVの圧較差は180/180°より低いと報告している[12]．前述のシミュレーションでも，完全に対称な180/180°弁の弁口面積は150/210°弁より小さい[8]．さらにSievers type 1にraphe切除と三角切除を加えても，癒合弁尖にはnadirが2つ存在し，完全に対象なBAV形態にはならず，この形態における弁尖ストレスも検討されていない．完全に対称なBAV形態を作成するには，180/180°の修復時にraphe部分の弁付着部位をはずしたうえで心膜補填し，より深い位置に縫着するGleasonらの方法[13]がある（図2）．しかしhinge部分への心膜補填では，心膜と弁尖組織の物性の差により，弁尖部分だけが可動し心膜部分の開放が制限される可能性もあり，これがさらに心膜自体の耐久性の問題を修飾する可能性も否定できない．交連の配置もBAVを2尖のまま修復する手技に内在する未解決の問題点である．

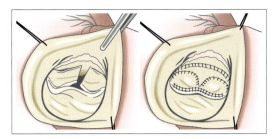

図2 Gleason法
（文献13）より引用改変）

4 手技の実際

a．癒合弁尖に対する処置（図3）

通常は癒合弁尖が余剰で逸脱しているため，可動性を制限するrapheを切除し，自由縁にcentral plicationを加える．著者は6-0モノフィラメント糸を用い，非癒合弁尖の自由縁長と等しくなるよう縫合している．縫縮長が大きい場合，自由縁のみの縫縮では弁腹が落ち込む形となり，良好な弁接合は得られない．この場合（著者の場合は縫縮に2針以上用いた場合），三角切除ないしは三角縫縮を行う．癒合部分の肥厚・硬化が強い場合は，三角切除を選択したほうが良い．縫縮部分が非癒合弁尖のArantius小体と正対するように行うのが望ましいが，弁尖肥厚でcentral plicationが無効，かつ三角切除するほど余剰ではない場合，paracentral plicationも用いられる．

gHが足りない場合，心膜によるextensionを行うこともできる．肥厚弁尖を大動脈面でshavingすると，gHを2mm程度稼げる場合もある（著者はunrollingと称している）．fenestration断裂による逸脱は，最近は心膜パッチによる修復が選択されることが多い．ePTFE糸による自由縁連続縫合はfenestrationの補強目的が主となり，逸脱弁尖の吊上げ目的での応用は減少している．

b．非癒合弁尖に対する処置

eHが低い場合，目標に応じてcentral plicationを加える．特にreimplantationを選択した場合，symmetrical prolapseを回避するのに重要である．

c．大動脈弁輪に対する手技

Cabrol法では不十分なことが明らかとなり[1,2]，VSARRの積極的応用[4]や，縫合糸，人工血管ストリップ，専用リングを用いたAVJの全周性縫縮法が報告されている．後者には内側法，外側法があるが，詳細は別項に譲る．Svenssonらは基部軽度拡大例に，交連をはずして吊り上げつつ基部を縫縮する方法[6]を報告している（図4）．なおCabrol法はAVJ矯正には好適ではないが，交連開大の修正に8字縫合と併用するには有用である[6]．

5 私のコツ

BAVの修復は手順が重要であり，大動脈弁輪の拡大があれば最初に介入する．AVJ径（基部置換の場合はValsalva洞の形態やSTJ径の変化も）はeHの目標値設定に影響するためで

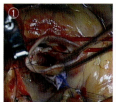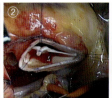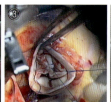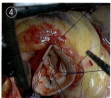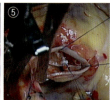

図3 弁形成の実際
① 外周ダクロンストリップを用いてAVJを縫縮した後，② 非癒合弁尖のeHをcentral plicationで調整し，③ 癒合弁尖のcentral plicationで自由縁長を合わせた．本例では弁尖の肥厚・硬化と延長が著明であり，④ 三角切除の後，⑤ 縫合した．

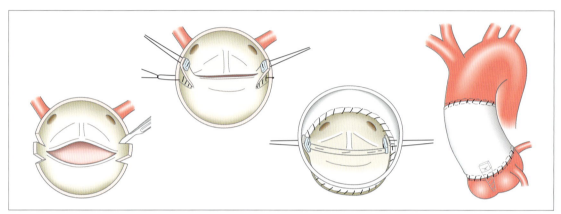

図4 Svensson法
（文献6）より引用改変）

ある．基部を温存する場合，現在は外側人工血管ストリップを用いているが，剥離のためSTJ上で大動脈を一度離断している．AVJの目標設定はgHを参考にするが，最低でも20mmは確保する．実際には26mm人工血管ストリップを用いることが多い．次いで非癒合弁尖をeHが目標値（gH−1/2 AVJ以上）に達するまでcentral plicationする．これをreferenceとして，癒合弁尖のcentral plication＋三角切除（縫縮）を行う．三角縫縮の場合，自由縁にかけた糸を牽引すると，三角形の想定が容易である．肥厚した弁腹に数針マットレス糸をおいた後，余剰弁尖が多い場合は切除のうえ，自由縁までrunning sutureを加える（図3）．

6 成績

生体弁の長期成績が改善している現在，弁形成は遠隔成績で評価しなければならない．10年の成績を報告しているのはCleveland Clinic[6]，Mayo Clinic[14]とSchäfers[5]，El Khoury[15]らのエキスパートのみであるが，再手術回避率はEl Khouryらは90％近いが，ClevelandやSchäfersでも80％前後で，Mayoでは49％と必ずしも理想的ではない．Davidの8年の成績[16]でも，再手術回避率は82％であるものの，3度以上AR回避率は44％と低い．しかし生体弁の遠隔成績が不良な若年者においては，十分に説得力のある数字である．

文献

1) Aicher, D et al：Valve configuration determines long-term results after repair of the bicuspid aortic valve. Circulation 2011；123：178-185
2) Navarra, E et al：Effect of annulus dimension and annuloplasty on bicuspid aortic valve repair. Eur J Cardiothorac Surg 2013；44：316-322
3) Vallabhajosyula, P et al：Root stabilization of the repaired bicuspid aortic valve：subcommissural annuloplasty versus root reimplantation. Ann Thorac Surg 2014；97：1227-1234

4) de Kerchove, L et al：Valve sparing-root replacement with the reimplantation technique to increase the durability of bicuspid aortic valve repair. J Thorac Cardiovasc Surg 2011；142：1430-1438
5) Aicher, D et al：Early results with annular support in reconstruction of the bicuspid aortic valve. J Thorac Cardiovasc Surg 2013；145：S30-S34
6) Svensson, LG et al：Long-term durability of bicuspid aortic valve repair. Ann Thorac Surg 2014；97：1539-1547
7) Sievers, HH et al：A classification system for the bicuspid aortic valve from 304 surgical specimens. J Thorac Cardiovasc Surg 2007；133：1226-1233
8) Jermihov, P et al：Effect of geometry on the leaflet stresses in simulated models of congenital bicuspid aortic valves. Cardiovasc Eng Tech 2011；2：48-56
9) Vahanian, A et al：Guidelines on the management of valvular heart disease（version 2012）. Eur Heart J 2012；33：2451-2496
10) Eleid, MF et al：Type A aortic dissection in patients with bicuspid aortic valves：clinical and pathological comparison with tricuspid aortic valves. Heart 2013；99：1668-1674
11) Park, CB et al：Fate of nonreplaced sinuses of Valsalva in bicuspid aortic valve disease. J Thorac Cardiovasc Surg 2011；142：278-284
12) Vallabhajosyula, P et al：Geometric orientation of the aortic neoroot in patients with raphed bicuspid aortic valve disease undergoing primary cusp repair and a root reimplantation procedure. Eur J Cardiothorac Surg 2014；45：174-180
13) Gleason, TG：Bicuspid aortic valve repair by complete conversion from "raphe'd"（type 1）to "symmetric"（type 0）morphology. J Thorac Cardiovasc Surg 2014；148：2862-2868, e1-e2
14) Ashikhmina, E et al：Repair of the bicuspid aortic valve：a viable alternative to replacement with a bioprosthesis. J Thorac Cardiovasc Surg 2010；139：1395-1401
15) Price, J et al：Risk of valve-related events after aortic valve repair. Ann Thorac Surg 2013；95：606-612
16) Alsoufi, B et al：Results of valve preservation and repair for bicuspid aortic valve insufficiency. J Heart Valve Dis 2005；14：752-758

【Column】―世界の弁形成術のリーダー達―

川副浩平

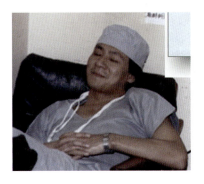

　川副浩平先生を一言で捉えると，「サムライ弁形成医」である．弁形成のBibleともいえるCarpentier先生の"French correction"が発表される5年以上前から弁形成に情熱を注いできた．夜間，臨床用の心カテ室に，弁輪に鉛を埋め込んだ犬を持ち込み，僧帽弁輪の動きを観察するなど弁研究に関する逸話は数えきれない．写真は卒後6年目，1977年の仮眠をとっている姿である．この頃より，大動脈弁形成術のイメージを持っておられた．34歳で国立循環器病センターの弁膜症外科責任者に抜擢．その後，弁形成の症例を大幅に積み上げ，46歳で岩手医科大学教授となった．岩手医大教授時代に主催された2006年の日本心臓血管外科学会では，会長講演の題名を「弁膜症は私の恋人」とするなど，弁形成にかける情熱は誰よりも熱く，僧帽弁置換が当たり前であった時代から孤軍奮闘し，弁形成の足跡と成績を残してきた．その姿勢を慕う外科医も多く，その薫陶を受けた人々が現在全国で教授として活躍している．現在もTWO HUNDREDS CLUBでの心臓血管外科手術ライブセミナー開催や弁膜症カンファレンス主催など，精力的に活動されている．
　趣味のゴルフでは大柄な体から豪快なショットを放つ．その一方，文化的な趣味も多く，読書や仏像鑑賞など，非常に多彩である．将来は自身で仏像を彫りたいとの夢があり，大阪に戻られるときに彫刻刀一式を贈らせて頂いたが，まだまだ現役で，その時はなかなか訪れないようである．

（阿部恒平：聖路加国際病院心臓血管外科）

【Column】—世界の弁形成術のリーダー達—

Hans-Hinrich Sievers

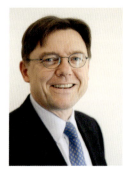

　Hans-Hinrich Sievers 教授は senior specialist in cardiac surgery を取得され，University Clinic Schleswig Holstein Campus Lübeck,（ドイツ）の心臓・胸部血管外科部長として御活躍されております．1994年から現在に至るまで，大動脈弁および大動脈基部疾患における病態を科学的にとらえ，大動脈弁形成術のメカニズムの解析に尽力されてきました．大動脈基部疾患の病態および治療の探求にあたり，Sir Magdi Yacoub 教授を始め，大動脈基部手術のパイオニアとともに仕事を続けてこられました．

　数々の科学的解析および論文執筆に加え，二尖弁においては"Sievers BAV-Classification"を構築．

　大動脈基部再建における Valsalva グラフトの開発では中心的役割を担い，大動脈基部の stabilization を目的とした大動脈弁輪リングの開発にも携わってまいりました．リングを用いて，内側からの弁輪固定が可能となり，基部再建術を容易に施行する一助となりました．

　autograft を用いた手術においても膨大なリサーチを行っており，1992年 Dr. Donald Ross とともにドイツにて最初の Ross 手術を行っております．

　現在では2,000人以上の患者登録そして18年以上のフォローアップ期間を誇る"Ross Registry"を立ち上げ，良好な長期成績で Ross 手術を標準化し，多大なるインパクトを残されてまいりました．

　また，aortic valve working group of the German Society of Cardiothoracic and Vascular Surgeons では座長を務め，その他多数の国際または異国の心臓・血管学会のメンバーでもあります．

　ご結婚された後は，2人の息子にも恵まれ，プライベートでは自然保護に大いに興味をお持ちで，狩猟，彫刻等多趣味な一面ものぞかせます．

（Thorsten Hanke）
日本語訳：関　雅浩（心臓血管研究所付属病院）

　Professor Hans-Hinrich Sievers is a senior specialist in cardiac surgery and head of the department of cardiac and thoracic vascular surgery at the University Clinic Schleswig Holstein Campus Lübeck, Germany. Since 1994 he focuses scientifically on the aortic valve as well as aortic root pathology, here the mechanism of aortic valve repair is of major interest. With respect to aortic root pathology and treatment he has worked closely together with Professor Sir Magdi Yacoub, as well as other pioneers in the surgical treatment of aortic root pathologies.

　He has performed extended scientific workup with numerous publications as well as implementation of a classification system of the bicuspid aortic valve, the so called "Sievers BAV-Classification".

　He chaired the development of a special sinus prosthesis for root reconstruction and an annuloplasty ring for stabilization of the aortic root. The ring can be implanted inside the aortic root facilitating reconstruction.

　He has also performed a tremendous amount of research on the autograft procedure, the Ross Procedure, which he has first performed in Germany in 1992 in collaboration with Dr. Donald Ross.

　By founding the "Ross Registry", which contains more than 2000 patients with a follow-up of more than 18 years, Professor Sievers has a major impact in standardization of the Ross procedure with very good long term follow-up results.

　He also chaired the aortic valve working group of the German Society of Cardiothoracic and Vascular Surgeons and is a member of different national and international cardiovascular societies.

　He is married and has two sons. He is interested in nature preserving strategies, hunting and sculpture art.

（Thorsten Hanke：
University Medical Center Schleswig-Holstein）

ONE POINT ADVICE

2尖弁の3尖弁化

阿部恒平・川副浩平*
聖路加国際病院心血管センター心臓血管外科・
*関西医科大学付属滝井病院心臓血管病センター

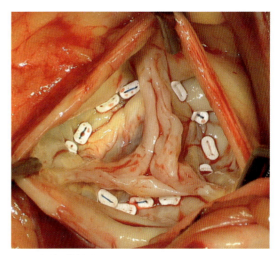

図1 大動脈側から見たsubvalvular circular annuloplasty

プレジェットが弁輪部に縫合されている．弁下に5mm幅のePTFEシートを用いて固定している．

はじめに

2尖弁は大動脈弁形成異常で一番よくみられる形態である．若年では閉鎖不全症主体の弁機能不全が多く，長期耐久性のある形成術が望まれる．

1．術式の変遷

閉鎖不全が主体である2尖弁に対する弁形成として，Cosgroveらが逸脱する癒合弁尖のrapheを三角切除し，逸脱を矯正する工夫を報告している[1]．しかしながら癒合弁尖にかかるストレスは大きく，大動脈弁逆流 aortic regurgitation（AR）再発の多くが弁尖癒合部の離開によるものであり，再手術回避率は7年で84％と低値であった．そこで各弁尖のストレスを均等に近づけ，より生理的となるよう3尖弁化を開発した．弁輪形成は，開発当時は交連部の縫縮のみを行っていたが，離開することによる再発症例が散見され，弁輪全周を固定するsubvalvular circular annuloplastyを採用してから成績がさらに安定した[2]．

2．適応と禁忌

大動脈弁の変性が少ないか，rapheに限局している症例が良い適応である．rapheを伴わない180°ずつの2尖弁や硬化変性の強い弁は適応外となる．

3．長所・短所

この手技の利点は前述したとおり，各弁尖のストレスが均等となり，開放がより生理的になる点である．またadjustable suspension法を用いることにより，人工心肺離脱後に癒合弁尖高を調節できる．短所としてはrapheの吊り上げる部位が遠隔期に拡大すると吊り上げの高さが変わり，逆流が生じるリスクがある点である．通常 sino-tubular junction（STJ）の高さに吊り上げるため，拡大が予想される場合は基部置換を併用することによりこのリスクを低減することができる．

4．手技の実際

2尖弁では多くの場合，弁輪拡大を伴っているため，弁尖サイズに合わせて弁輪形成を行う．筆者は大動脈側から通したプレジェット付きマットレス5-0ポリプロピレン糸を全周性に掛け，弁下の5mm幅リング状ePTFEシートに通して固定するsubvalvular circular annuloplasty法を用いている（図1）．
まず4-0ポリプロピレン糸とePTFEプレジェットを用いてrapheを挟み込み，癒合弁尖同士の接合角度が鋭角になるようにする．このプレジェットにGoreTexCV6糸を掛け，結紮後に弁尖の歪みがない方向（通常はrapheが付着しているValsalva洞の方向で他の交連と同じかやや高い位置）で大動脈外に糸を出す．
切開した大動脈を閉鎖し，人工心肺離脱後に，大動脈外に通した糸を調節しながら，経食道エコーで接合の状態を確認し，最適と思われる高さで結紮し固定する（図2，3）．

5．私のコツ

raphe部分の肥厚が強い症例では，プレジェットだけでは癒合弁尖同士が鋭角に接合できないケースもあり，この場合はrapheに小さな三角切除およびcut backを行い，形成している．非癒合弁尖もArantius体を中心に弁尖の肥厚が見られる場合があり，積極的にslicingを行い良好な接合が得られるようにしている．

6．成績

本術式を2003年に報告して以来[3]，ARが主体の2

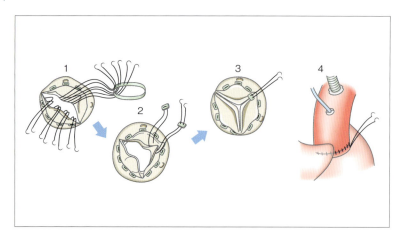

図2 subvalvular circular annuloplasty および tricuspidization のシェーマ

1. 弁輪部に5-0ポリプロピレン糸と ePTFE プレジェットで subvalvular circular annuloplasty を行っている．
2. 右冠尖と左冠尖の癒合弁尖に対して，raphe 部分を挟み込むように ePTFE プレジェットと4-0ポリプロピレン糸で固定している．
3. GoreTexCV6 を raphe のプレジェット部分に掛けて，良好な接合が得られる方向で大動脈外へ通している．
4. 大動脈外へ GoreTexCV6 を導いた図．TEE で接合を調整したうえで結紮する．

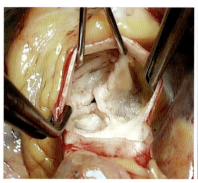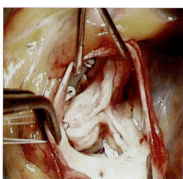

図3 右冠尖と左冠尖の弁尖が癒合した症例

左は右冠尖（左上）と左冠尖（左下）が癒合しており，間に不全交連（raphe）を認める．
右は subvalvular circular annuloplasty および tricuspidization を行ったところ．左方向に調節用の GoreTex 糸が大動脈外に導き出されている．

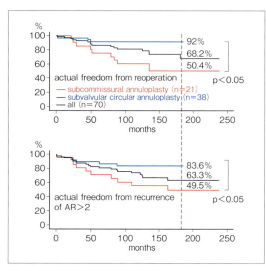

図4 大動脈弁形成術後遠隔成績

subcommissural annuloplasty を行った群と subvalvular circular annuloplasty を行った群の比較．

尖弁に対して本術式を適応してきた．遠隔成績に関しては，2014年の EACTS で Mukaida らが報告しているが[4]，再手術回避率が15年で68.2％であった（図4）．弁輪形成を subvalvular circular annuloplasty に変更してからの成績は術後15年で92％にまで改善しており，若年者における本術式の妥当性が証明された．

おわりに

最近では遠隔成績に影響する Valsalva 洞拡大を懸念し，積極的に基部置換を併用するようになっている．また subvalvular circular annuloplasty の ePTFE シートをリング状にして形成サイズを確定させていく方法を取り入れており，今後さらなる成績の向上が期待される．

文献

1) Cosgrove, DM et al：Valvuloplasty for aortic insufficiency. J Thorac Cardiovasc Surg 1991；102：571-576
2) Izumoto, H et al：Subvalvular circular annuloplasty as a component of aortic valve repair. J Heart Valve Dis 2002；11：383-385
3) Kawazoe, K et al：Tricuspidization of incompetent bicuspid aortic valve. J Thorac Cardiovasc Surg 2003；126：908-910
4) Mukaida, M et al：Aortic valvuloplasty for aortic insufficiency. Interact Cardiovasc Thorac Surg 2014；19（suppl 1）：S29

第Ⅱ章 各論／1．大動脈弁形成術の変遷，方法，成績

b. 3尖弁

夜久　均・土井　潔　京都府立医科大学大学院医学研究科心臓血管外科学

はじめに

　大動脈弁逆流 aortic regurgitation（AR）に関する外科治療としては大動脈弁置換術 aortic valve replacement（AVR），また基部に拡大がある場合は人工弁基部置換術が行われる．これらの成績は決して悪くはないが，人工弁に起因する問題点が生じる．これらには血栓・塞栓症，人工弁感染，人工弁機能不全，また機械弁の場合はワルファリンに起因する出血性合併症が含まれ，いずれも重篤な経過に至る危険性が存在する[1〜3]．また若年者においては正常の運動機能の担保，成長の可能性を考慮する必要があり，人工弁を使用する手術は完全とは言えない．

　一方，僧帽弁逆流 mitral regurgitation（MR）に関しては，形成術が標準的術式として行われているが，大動脈弁形成は残念ながら標準手術とはなっていない．弁形成の基本原則は僧帽弁と同様に，①弁尖可動性の維持・回復，②広い接合面積の作成，③弁輪の固定（リモデリング）と考えるが[4]，大動脈弁尖は組織が少ないために，広い接合面積が得にくく，また弁輪リモデリングの手技が定まっていないことが，まだ大動脈弁形成術が市民権を得られない原因であろう．ただ geometric height（gH）や effective height（eH）などの弁尖を形成するうえで指標となる数値が提唱され，大いに手技の標準化に寄与している．

　本稿では大動脈弁の中でも3尖弁の形成術についてその考え方，手術手技を筆者なりに解説し，現在報告されている成績を紹介する．

1　術式の変遷

　ARに対する形成術の黎明期は弁輪あるいは交連に対するアプローチが主であった．Taylorらは1958年にすでに心拍動下に external suture annuloplasty を11例に応用しており[5]，1966年には Cabrol らが subcommissural annuloplasty，いわゆる "Cabrol stitch" を提唱している[6]．その後 Carpentier らは1971年から1982年に弁尖への介入を含めた95例の大動脈弁形成術を施行しているが，その遠隔成績は惨憺たるもので，その後も弁置換術を上回るような成績はしばらく見受けられなかった[7]．その最大の理由は大動脈弁の configuration を客観的に評価する指標が欠如していることであったが，2006年に Schäfers らが eH を客観的に計測することを提唱して以来，大動脈弁形成術が standardized，reproducible な術式と認識されるようになり，近年急速に広まりつつあるのが現状である．

2　適応と禁忌

　3尖弁の AR に対する大動脈弁形成術の手術適応は現在のところ AVR のそれと同じであり，詳細は23ページを参照いただきたい[8]．特記すべきは MR に対するガイドラインとは違い，

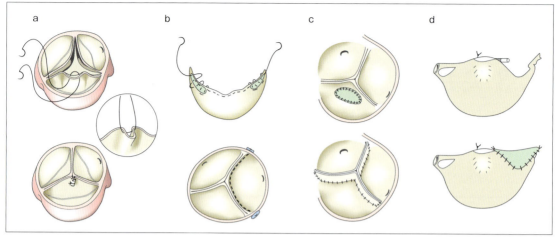

図1 大動脈弁尖形成
a：central plication，b：resuspension，c：patch augmentation（文献4）より引用改変），d：fenestration closure
（大北 裕先生（神戸大学）のご厚意による）

ARが高度であることだけでは手術の適応にはならず，症状，左室の拡大，心機能の低下が付随しないと手術の適応にはならないことである．しかしながらSharmaら[9]は，大動脈弁形成術の早期・遠隔期成績が良いことから，大動脈弁形成術の可能性が高い症例ではAVRよりも早めの手術を推奨している．

それでは大動脈弁形成術はどのような症例で可能であろうか？ 技術的にはARのすべてが基本的には候補になるであろう．しかしながら形成術の成功率は多分に弁尖組織の質と量による．リウマチ性，感染性心膜炎，石灰化は弁形成の成功率は低くなり，また組織の退縮（retraction）は心膜にて延長などの複雑な手技が必要になるのでより形成術は行いにくくなる．したがって形成術の可能性を術前にある程度見込むためには術前の評価がポイントになる．基本的に弁尖の質の評価には3Dも含めた心エコー，量の評価にはMDCTが最適である．特にMDCTにて後述するgHを正確に計測することが重要である[10]．

3 手技の実際

a．弁尖形成

弁尖形成の中心は弁尖逸脱の修復である．

Type II機能不全は弁尖自由縁の長さが弁尖付着部の長さよりも長いために過剰な弁尖の可動性をきたしているということで，弁尖の自由縁の短縮が手技の基本となる．これには2つの方法があり，1つはcentral plication，もう1つはresuspensionである．

1）central plication（図1a）

弁尖の中央部にはArantius体があり，通常は肥厚している．またこの部分は最も力学的ストレスがかからない部位であるのでこの部分を縫縮するcentral plicationは理にかなっている．6-0ポリプロピレンの単純結節にて中央部から縫縮する．縫縮の1針ごとに自由縁の長さが短縮されていき，逸脱していた弁尖自由縁がValsalva洞内で上がってくる．問題になるのは縫縮の程度である．3尖弁の場合，1弁尖のみ逸脱している場合は他の正常な2尖の自由縁の高さに合わせるように縫縮していく．また2尖逸脱している場合も同様に正常弁尖の自由縁の高さに合わせるように縫縮していく．3尖すべてが逸脱している場合はそれほど多くはないと思われるが，この場合には交連部の高さの中間の高さに合わせるように縫縮する[11]．Schäfersらは eH が8～9mm以上になるように縫縮を加えることを提唱している[12]．

2) resuspension（図 1b）

Gore-Tex suture CV 6を用いて弁尖の自由縁を連続でかがっていき交連部で固定する方法である[13]．この糸を引っ張ることで自由縁全体の小さな縫縮が複数なされることになり，自由縁の長さが短縮され，高さが上がる．どこまで縫縮するかはcentral plicationと同様である[14]．

3) patch augmentation（図 1c）

弁尖のretractionの場合（Type Ⅲ）は自己心膜によるaugmentationが可能である．弁尖の自由縁が保たれている場合は弁輪に平行に切開を置き楕円形の心膜パッチにて弁尖を延長する（上段）．また自由縁も退縮している場合は心膜を長方形に6～8mmの幅にトリミングして弁尖自由縁から延長する（下段）．パッチの長さは交連間距離に合わせるが，実際にはsino-tubular junction（STJ）での大動脈周囲長の1/3より3～4mm長くする[4]．自己心膜はグルタール処理（0.6％，10分）を行うのが一般的である．

4) fenestration closure（図 1d）

fenestrationが弁尖接合に関与しない部分にある場合は放置しても良いかと思われるが，それが大きな場合は自己心膜による補填を行う．

b. 弁輪縫縮・リモデリング

僧帽弁形成術に比し，大動脈弁形成術が普及しない原因の1つとして単純で効果的な弁輪縫縮術あるいはリモデリング法が確立されていないことがあげられる．歴史的には交連部の下部をマットレス縫合を用いて縫縮するsubcommissural annuloplasty（SCA）が行われてきた[6]．この方法は簡便であるがその効果は限定的であることがわかっている[15]．したがって弁輪全体を縫縮する方法が提唱されているが，その詳細は他項に譲る．

c. STJリモデリング

大動脈弁温存基部置換をする場合は，基部の人工血管にてSTJリモデリングがなされることになるが，大動脈弁形成術のみをする場合で，STJが拡大している場合には，上行大動脈を人工血管に置換することでSTJのサイズを縫縮する．SchäfersらはSTJが30mm以上の場合はSTJリモデリングが必要であるとしている．また上行大動脈を置換するほどではない軽度の拡大の場合でも，大動脈切開線の中枢側断端に人工血管のstripを外装することによって，それ以上の拡大を防止し，ARの再発防止になるかもしれない．

4 私のコツ

大動脈弁形成術の原則は，弁尖の可動性を正常に維持しながら，弁尖と機能的大動脈弁輪（STJ，aorto-ventricular junction；AVJ，anatomic annulus）を正常の形態と大きさに戻すことにある．弁尖の可動性は弁尖自由縁の長さと弁尖付着部の長さの比で表現される．

（弁尖の可動性）≈（弁尖自由縁の長さ）/（弁尖付着部の長さ）

この比が大きくなると弁尖の可動性が過剰になり，Type Ⅱの機能不全となる．また弁輪縫縮を過度に行った場合にも起こり弁尖の逸脱を起こす．またこの値が小さくなると弁尖の可動性が制限され，Type Ⅲの機能不全の場合となる．これは2尖弁でよく見られ，また過度な弁尖形成の場合に起こる[16]．この概念はAVJの縫縮（弁尖付着部の長さを短縮）は弁尖の可動性を良くし，弁での圧較差を減少させ，弁尖の接合を良くするという事実の説明になっている．

弁形成ができるかどうかは弁尖の大きさが重要であり，Schäfersらは3尖弁ではgHが最低16mm，2尖弁では20mmとしている[17]．

また弁尖逸脱の評価も重要である．各交連部の上縁にstay sutureを置きAVJに垂直に軽く吊り上げる．またSTJが拡大している症例では適切な内径を想定してやや内側に吊り上げる．正常の弁尖では自由縁は同じ高さで平行に走り，中央部かつValsalva洞内のnadirから約1cm上方で合わさるように接合する．ある弁尖が逸脱している場合，その自由縁は平行に

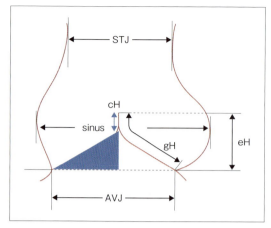

図2 大動脈基部の計測指標

ならず,弁尖の体部中央に transverse band が認められる場合が多い.またまれであるがすべての弁尖が逸脱している場合は,自由縁は平行に保たれており,中央で合わさるように接合するがその位置が低い.日本人であれば eH が 8mm 以上になるように弁尖形成を行う[18].

またもう1つ重要な数値は coaptation height (cH) であり,これが 4mm 以上ないと形成術後 AR の再発が増えると報告されている.実際の手術のシミュレーションとして,図2で示すように直角三角形の一辺として計算すると参考になる.gH が 17mm の場合,eH を 9mm にして cH を 4mm にしたい場合,

$$(目標弁輪径/2)^2 = (gH - cH)^2 - (eH - cH)^2$$

という計算から,弁輪径をほぼ 24mm にすればよいことになる.

弁尖形成のもう1つ考慮することとして,Rankin らは自由縁の長さを弁輪径の約 1.5 倍長くする必要があると述べている[19].彼らは SCA にて弁輪を 19〜20mm を目標に縫縮するが,その時に自由縁を 26〜30mm 以下にはしないようにしている.また彼らの理論にて正常弁の自由縁の長さは弁輪の半分の長さであるべきとし,したがって弁輪径を1とすると自由縁は 3.14/2 となりほぼ弁輪径の 1.5 倍,または自由縁を 1.5 で割った弁輪径が弁尖が良い接合を得るための弁輪径となる[20].

弁尖逸脱の程度,eH は弁輪縫縮後には変わってくるので,弁尖形成は弁輪縫縮の後に行うことが重要である.したがって大動脈弁形成の手順としては,① 機能的大動脈弁輪,弁尖の評価・計測,② AVJ の縫縮,③ 弁尖形成ということになる.

5 成績

a. 大動脈弁形成術 vs. 大動脈弁置換術

Brussels group[21] は 1995 年から 2012 年までの期間の大動脈弁形成術と置換術の成績を比較した.リスクマッチング後のそれぞれ 44 例の比較で,手術死亡率は大動脈弁形成術 2%,置換術 5% で統計学的には差を認めなかった($p = 0.56$).9 年生存率はそれぞれ 87%,60% で有意に形成術で高かった($p = 0.007$).Cox 解析において,術式は術後生存率の独立決定因子であった.また再手術率においては形成術のほうがやや高いが,統計学的には差がなかった(8% vs. 2%,$p = 0.35$).

b. 大動脈弁形成術の早期成績

Brussels group[22] は 146 例の大動脈弁形成のシリーズで手術死亡なし,入院中の再手術は 2 例であった.退院の時点で平均弁逆流は 0.8 ± 0.7 であった.Homburg group[23] は 640 例の大動脈弁形成術のシリーズで全体の病院死亡は 3.4% であったが,単独大動脈弁形成では 0.8% と報告した.また Mayo group[9] は大動脈弁形成術の 30 日死亡が 0.6% と報告し,これらの数字は大動脈弁置換術の成績を凌駕する.

c. 大動脈弁形成術の遠隔成績

Homburg group[23] の 640 例の大動脈弁形成術の成績の報告では,平均年齢は 56 歳,平均追跡期間は 4.8 年であった.血栓塞栓症,感染性心膜炎の発症率はそれぞれ年間 0.2%,0.16% であった.5 年,10 年での再手術回避率は 2 尖弁でそれぞれ 88%,81%,3 尖弁で 97%,93% であった.再手術 36 例中 13 例で再形成が可能であり,5 年,10 年での再弁置換回避率

は，2尖弁で95％，93％，3尖弁で97％，94％であった．10年の弁関連事故回避率は88％であった．

Brussels group[24]は475例の大動脈弁形成術の成績を報告し，平均年齢は53歳，平均追跡期間は4.6年であった．30日死亡率は0.8％，10年生存率は73.5±5％，弁関連死亡回避率は90±3％であった．有意な大動脈弁逆流回避率は84±3％，大動脈弁再手術回避率は86±3％，大動脈弁置換術回避率は90±3％であった．再手術では28例中8例で再形成が可能であった．また血栓塞栓症，出血，感染性心膜炎の発症率はそれぞれ年間1.1％，0.23％，0.19％であった．10年の弁関連事故回避率は74±3％であった．

Mayo group[9]は331例の大動脈弁形成術の成績を報告し，平均年齢は53歳，平均追跡期間は5.8年であった．病院死亡は0.6％，5年，10年生存率はそれぞれ91％，81％であった．より大きな左室収縮末期径，低い左室駆出率は遠隔死亡の危険因子であった．5年，10年での再手術の頻度は10％，20％であり，術前高度の大動脈弁逆流ならびに退院時軽度を超える残存逆流は遠隔期再手術の危険因子であった．

d. 3尖弁 vs. 2尖弁

Mayo group[24]は2尖弁と3尖弁の大動脈弁形成術後10年の遠隔成績を比較した．弁機能不全回避率，大動脈弁再手術回避率，大動脈弁置換回避術は両者でまったく差を認めなかった．一方，Homburg group[23]は，2尖弁と3尖弁に対する大動脈弁形成術後10年の遠隔成績において，有意なAR回避率は両者で差を認めなかったが，再手術回避率は2尖弁のほうが有意に低かった．しかしながら再弁置換回避率は3尖弁と同等であった．このことは2尖弁の再手術においては多くの症例で再形成術が可能であったことを示す．

e. plication vs. resuspension

Brussels groupは大動脈弁形成術の違いによる成績を報告した[22]．146例の形成術のうち1つの手技だけで行われたのは76例，2つ以上の手技を使用したのが70例であった．resuspensionは109例（75％），三角切除・縫合が51例（35％），central plicationが47例（32％）に行われており，心膜パッチは10例（7％）であった．4年間の逆流の再発（>2）はcentral plication vs. resuspension vs. combinedはそれぞれ95±8％，83±18％，100％と差はなかった（p=0.37）．しかしながら三角切除，心膜パッチはresuspensionを同時にしないと有意に悪かった（82±18％ vs. 97±4％，p=0.026）．

単変量解析にて術前NHYAクラス，resuspensionをしないこと，弁尖逸脱に対して単一手技，退院時2度の逆流，左室拡張末期径，左室収縮末期径が逆流再発の有意なリスクであった．また多変量解析では単一手技（p=0.04），左室拡張末期径（p=0.02）が逆流再発の危険因子として残った．このような結果を踏まえて筆者らは，高度な逸脱がある場合に追加のresuspensionを置くことは悪くないだろうとしている．またPTFE sutureによってそれを行うことで弁尖の可動制限が起こることは認められなかったとしている．

おわりに

ARに対する大動脈弁形成術においては，世界的に見ても，日本でもまだ普及しているとは言いがたい．大動脈弁形成術のコンセプトが広く共有されつつあり，また手術も名人芸ではなく，標準化する方向で進んでいるように思える．この背後には心エコーならびにCTによる術前評価の進歩が大きく影響していることは疑う余地がない[25]．日本でも大動脈弁形成術の成績の多施設での遠隔成績の蓄積が今後望まれる．

文献

1) Emery, RW et al：The St. Jude Medical cardiac valve prosthesis：a 25-year experience with single valve replacement. Ann Thorac Surg 2005；79：776-782

2) Forcillo, J et al : Carpentier-Edwards pericardial valve in the aortic position : 25-years experience. Ann Thorac Surg 2013 ; 96 : 486-493

3) Anselmi, A et al : Long-term results of the Medtronic Mosaic porcine bioprosthesis in the aortic position. J Thorac Cardiovasc Surg 2014 ; 147 : 1884-1891

4) Carpentier's Reconstructive Valve Surgery From Valve Analysis to Valve Reconstruction, Carpentier, A et al eds, Saunders, Philadelphia, 2010

5) Taylor, WJ et al : The surgical correction of aortic insufficiency by circumclusion. J Thorac Surg 1958 ; 35 : 192-205

6) Cabrol, C et al : Treatment of aortic insufficiency by means of annuloplasty. Arch Mal Coeur Vaiss 1966 ; 59 : 1305-1312

7) Carpentier, A : Cardiac valve surgery : the French correction. J Thorac Cardiovasc Surg 1983 ; 86 : 323-337

8) Nishimura, RA et al : 2014 AHA/ACC Guideline for the Management of Patients With Valvular Heart Disease : A Report of the American College of Cardiology/American Heart Association Task Force on Practice Guidelines. Circulation 2014 ; 129 : e521-e643

9) Sharma, V et al : Expanding relevance of aortic valve repair — is earlier operation indicated？ J Thorac Cardiovasc Surg 2014 ; 147 : 100-107

10) Komiya, T : Aortic valve repaire update. Gen Thorac Cardiovasc Surg 2015 ; 63 : 309-319

11) Boodhwani, M et al : A simple method for quantification and correction of aortic cusp prolapse by means of free margin plication. J Thorac Cardiovasc Surg 2010 ; 139 : 1075-1077

12) Boodhwani, M et al : Aortic valve repair : indications and outcomes. Curr Cardiol Rep 2014 ; 16 : 490

13) David, TE et al : Aortic valve sparing operations : an up date. Ann Thorac Surg 1999 ; 67 : 1840-1842 ; discussion 1853-1856

14) de Kerchove, L et al : Cusp prolapse repair in trileaflet aortic valves : free margin plication and free margin resuspension techniques. Ann Thorac Surg 2009 ; 88 : 455-461, Discussion 461

15) de Kerchove, L et al : The role of annular dimension and annuloplasty in tricuspid aortic valve repair. Eur J Cardiothorac Surg 2015［Epub ahead of print］

16) El Khoury, G et al : Principles of aortic valve repair. J Thorac Cardiovasc Surg 2013 ; 145 (3 Suppl) : S26-S29

17) Schäfers, H-J et al : A new approach to the assessment of aortic cusp geometry. J Thorac Cardiovasc Surg 2006 ; 132 : 436-438

18) Miyahara, S et al : Impact of postoperative cusp configuration on midterm durability after aortic root implantation. J Heart Valve Dis 2013 ; 22 : 509-516

19) Rankin, JS et al : Techniques of aortic valve repair. Innovations（Phila）2011 ; 6 : 348-354

20) Rankin, RS et al : A refind "Hemispherical" model of aortic valve and root geometry in normal human valves. Presented at the 6th Biennial Meeting of the SHVD, Barcelona, Spain, June 25-28, 2011

21) de Meester, C et al : Valve repair improves the outcome of surgery for chronic severe aortic regurgitation : a propensity score analysis. J Thorac Cardiovasc Surg 2014 ; 148 : 1913-1920

22) de Kerchove, L et al : Repair of aortic leaflet prolapse : a ten-year experience. Eur J Cardiothorac Surg 2008 ; 34 : 785-791

23) Aicher, D et al : Aortic valve repair leads to a low incidence of valve-related complications. Eur J Cardiothorac Surg 2010 ; 37 : 127-132

24) Price, J et al : Risk of valve-related events after aortic valve repair. Ann Thorac Surg 2013 ; 95 : 606-612 ; discussion 613

25) le Polain de Waroux, JB et al : Functional anatomy of aortic regurgitation : accuracy, prediction of surgical repairability, and outcome implications of transesophageal echocardiography. Circulation 2007 ; 116（11 Suppl）: I120-I126

【Column】—世界の弁形成術のリーダー達—

Gebrine El Khoury

Gebrine El Khoury 教授は Belgium Brussels 市にある Universite Catholique de Louvain Cliniques Universitaires Saint-Luc の胸部心臓血管外科主任教授．Levanon 出身．1984 年に同大学を卒業，外科研修医．その後 Tronto 総合病院，A. Carpentier 教授の下へ留学され，1996 年から同大学胸部心臓血管外科教授として活躍．1995 年から積極的に aortic valve（AV）repair に取り組み，2011 年までに 554 例を経験．15 年以上に及ぶ経験では，tricuspid valve に対する AV repair 症例は平均年齢 58 歳．そのうち 66％が基部，大動脈病変を有し，10 年での大動脈弁再手術回避率が 89％，AR ＞ 2＋以上回避率が 86％．bicuspid valve に対する AV repair 症例は平均年齢 44 歳．そのうち 65％が基部，大動脈病変を有し，10 年生存率は 94％，大動脈弁再手術回避率が 81％と報告している．また，弁関連遠隔 event に関しても，血栓塞栓症（＜ 0.7％ /patient year），出血（＜ 0.3％ /patient year），感染性心内膜炎（＜ 0.2％ /patient year）といずれも低率であったとしている．2009 年には mitral valve の Carpentier 分類のように AR の発生原因を type 1～3 に分類し，それぞれに対する repair の方法の確立に関する論文を発表．また，cusp repair（free margin plication, PTFE resuspension, patch repair）についての論文，実際の video presentation など多く，この手技を再現性のあるものとすべく精力的に活動中．筆者が El Khoury 教授の下で研修した 2011 年 5 月から 11 月までに行われた AV repair は 30 例．約半

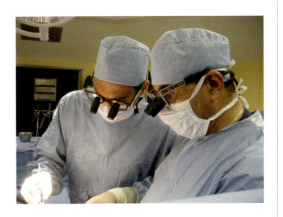

数が bicuspid valve．基本的に valve sparing operation は reimplantation 法．実際には type 3 の石灰化 raphe を shaving や 3 尖化する patch repair など複雑な症例も多く行われていた．

独特の雰囲気がある．やや小柄．フランス語．英語は "improving everyday" といわれていた．我々にはかなりサービス精神旺盛で Panasonic high vision camera で手術の詳細にわたる映像を見せてくれる．Ross 手術の経験も豊富で，CABG を経験する以前すでに何例かこなしていたという．毎年 6 月ごろに Brussels で行われる Symposium Aortic Valve Reconstruction では手術ライブが 2 日で 5～6 例行われる．必見の価値あり．是非おすすめしたい．

（南　一司：赤穂市民病院心臓血管外科）

第Ⅱ章　各論／1．大動脈弁形成術の変遷，方法，成績

C. その他―1尖弁と4尖弁―

高橋宏明　Saarland University Medical Center, Department of Thoracic and Cardiovascular Surgery

はじめに

　大動脈1尖弁は非常に稀な疾患で，発生率は0.02％との報告がある[1]．しかし大動脈弁狭窄症に対する大動脈弁置換術施行時に約5％の症例で大動脈1尖弁が認められるという報告もあり[2]，心臓外科医にとっては決して稀な疾患であるとはいえない．また術前検査の時点だけでなく術中でも2尖弁として認識されているケースが多く，実際の頻度はそれよりも高いのではないかと予想される．また大動脈4尖弁は1尖弁よりもさらに稀な疾患で，諸家の報告では発生率が0.01％以下とされている[3]．本稿では大動脈1尖弁と4尖弁の解剖学的知識の理解と，これまで主流であった大動脈弁置換術や自己肺動脈弁によるRoss手術以外の選択肢として，大動脈1尖弁と4尖弁に対する形成術にスポットを当て，過去の報告例や著者らの施設での経験を中心に紹介する．

1　術式の変遷

　大動脈1尖弁は主因となる病態によりその発症時期が異なる．大動脈弁狭窄を主病変とする場合は，その発症時期は小児期から20歳代が中心である．大動脈2尖弁と比較すると，弁機能不全による手術介入が必要になる時期は約10〜20年ほど早い計算になる．また小児期に経皮的バルーン弁切開術が施行されていることも多い．著者らの施設での約11年間，平均年齢26歳の143例の経験では，約15％の症例で小児期に経皮的大動脈弁バルーン拡張術が施行されていた．また大動脈弁逆流を主病変とする大動脈1尖弁では，手術介入が必要となる時期は30〜40歳代が中心で，大動脈基部や上行大動脈拡張病変を伴うことも多い．

　大動脈1尖弁の解剖学的特徴としてAndersonの定義[4]によれば，acommissural typeとunicommissural typeが存在する．しかし正常2心室症例における大動脈1尖弁のほとんどはunicommissural typeであり，posterior positionにあるcommissureが正常な位置に存在し，腹側の2つのrudimentary commissuresが右冠動脈起始部より低位置に存在する（図1a, b）[5]．ごく稀に3ヵ所とも低位置に存在する場合があり，acommissural typeと呼ばれる．心エコーにおける大動脈弁短軸像で，収縮期のeccentric valvular orifice，そしてposterior positionにあるsingle commissural attachmentが特徴的である[1]（図1c）．しかし術前心エコーでは評価が難しい場合も多く，術中において確定診断する．したがって執刀する心臓外科医による解剖学的特徴の理解が必要となる．

　大動脈1尖弁に対しては，上記のような特異な解剖学的特徴からこれまで主に大動脈弁置換術が行われてきた．挙児希望の若年女性に対する生体弁置換術を除き，その発症が小児期から20〜30歳代の若年者に多いことから機械弁置換術やRoss手術が一般的に施行されている．

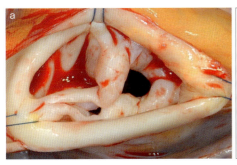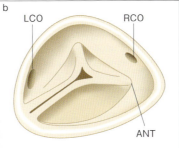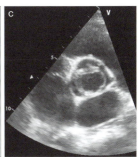

図1 大動脈1尖弁
a：術中写真，b：シェーマ（文献5）より引用改変），c：経食道心エコー
ANT : anterior, LCO : left coronary ostium, RCO : right coronary ostium

しかし小児例における機械弁のsize mismatchの問題，小児例での術後抗凝固療法の難しさ，抗凝固療法による血栓塞栓症あるいは出血合併症などの問題点が指摘される．また自己肺動脈弁を用いたRoss手術は，これらの問題点を解決しうる術式であるが，2弁同時手術による手術侵襲，遠隔期における大動脈弁輪の拡大，肺動脈弁位の再手術など問題点も多い．これらのことから主に小児心臓外科を中心とする施設より大動脈弁形成術の報告が認められる．

一方，大動脈4尖弁については1尖弁と同じくこれまで機械弁や生体弁による大動脈弁置換術が施行されている．しかし4尖弁の手術適応が大動脈弁逆流症が主であることから，近年，4尖弁に対する弁形成術の報告も散見される[6]．

2　適応と禁忌

大動脈1尖弁では弁の石灰化や短縮が認められることも多く，したがって弁形成術には石灰化した弁尖組織の摘除が必要になることが多い．その際，弁尖組織の慎重な評価が必要となるが，必要に応じて弁尖組織より丁寧に石灰化組織を摘除し，弁尖の可動性を評価する．著者らの施設では，弁尖組織の石灰化面積の割合がおよそ50％以上の場合を形成術適応外としている．また小児期に経皮的バルーン弁切開術が施行された症例では，弁尖破壊が認められ形成術が困難な場合も多く，メルボルンのd'Udekemらの施設では，原則的に小児期の大動脈弁狭窄症における経皮的バルーン弁切開術を禁忌にしている[7]．小児期の大動脈弁狭窄症に対しては，今後起こりうる再狭窄などの弁機能不全に対し，これまでの弁置換やRoss手術だけでなく，将来の大動脈弁形成術を含めた治療計画を内科と外科両サイドで検討する必要がある．

また大動脈4尖弁についてのTutarelらの報告[8]では，約半数の症例で手術が施行されており，その75％は単独大動脈弁逆流症に対する症例で，50歳代を中心に機械弁や生体弁による大動脈弁置換術が施行されている．しかしながら前述のように弁形成術も散見される．また付随する大動脈基部拡大病変に対しreimplantationの報告例もある[6]．HurwitzとRobertsによる7つのsubtypeによる分類法が知られており（図2），約85％の症例はType A, B, Cとされている[9]．付随する心内病変や冠動脈走行異常なども10～40％の症例に認められるとの報告もあり注意を要する．

3　長所・短所

すでに前項で述べたように，大動脈1尖弁症例では小児期から20～30歳代に手術介入を必要とすることが多く，1尖弁に対する弁形成術の最大の長所は，従来行われてきた機械弁置換術と違い人工物の使用を避けることができるため長期間の抗凝固療法が不要であることである．

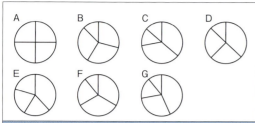

図2 Hurwitz and Robert's anatomical classification of quadricuspid aortic valve

自己肺動脈弁を用いたRoss手術は，これらの問題点を解決しうる術式であるが，前述した問題点のほか，近年，心エコーによる評価で，肺動脈autograft採取による遠隔期右心機能の低下が指摘されている[10]．

またメルボルンのd'Udekemらの報告では[11]，20歳以下の142例の大動脈弁形成術の検討で，2尖弁または3尖弁に比し1尖弁が再手術の危険因子とはならず，また1尖弁症例を含む18歳以下の大動脈弁形成術100例とRoss手術100例との比較で，5年後の再手術率(Ross手術の場合，肺動脈弁再置換術も含む)が87% vs 86%とほぼ差異がない[7]．以上より大動脈1尖弁に対して，形成術も選択肢の一つとして，これらの施設では積極的に行われている．しかしながら大動脈1尖弁に対する大動脈弁形成術の遠隔成績の報告はなく，慎重に適応症例を検討するべきである．現時点では一部の限られた施設，特に小児心臓外科を中心とする施設で，小児から20〜30歳代の患者を中心に，Ross手術の施行時期をできるだけ先延ばしするという意味合いも含めて行われているのが現状であろう．一方，大動脈4尖弁については，これまで行われてきた機械弁や生体弁による大動脈弁置換術に伴う血栓塞栓症，出血合併症または感染性心内膜炎などのリスクが軽減できるという点

で，形成術の利点があると考えられる．しかし特に65歳以上の高齢者では生体弁の遠隔成績が優れており，適応には慎重を要する．

4 手技の実際

大動脈1尖弁の形成法として，正常な3尖弁に形成する方法と2尖弁化する方法がこれまでに報告されている．心膜を用いた弁形成術の遠隔成績が不良であることから，できるだけ弁尖組織を残した形成術を施行している施設が多いが，弁尖再構築のためには心膜などの補填材料が必要になる．補填材料としては主にグルタールアルデヒド処理した自己心膜や異種心膜が用いられている．先天的大動脈2尖弁の予後を考えれば，弁機能の面からも3尖弁としての形成術が理想的であると考えられるが，心膜パッチを使用した3尖弁への形成術は立体構造的に高度な技術が必要であり，その術中評価も難しい．また大動脈3尖弁と2尖弁の形成術では，経験上おそらく大動脈2尖弁に対する形成術のほうが技術的に容易であると考える外科医が多いのではないだろうか．著者らの施設では，これまでの大動脈弁形成術の経験から，2尖弁化のほうが技術的に容易であるという点や術中弁評価が容易であるという点で大動脈1尖弁を2尖弁化する術式を採用している．当初は，fused cuspをanterior commissureの方向に切り込みを入れ，正常commissureと同じ高さに新しいcommissureを設定し自己心膜を補填し作成していた[5]．しかしながらこの場合，新しい2尖弁が非対称であり，また大動脈2尖弁の形成術の遠隔成績の検討で，160°以下の非対称大動脈2尖弁への形成術が再手術のリスクであること，弁尖の開放性の効率が180°で最良であるとの報告[12]から，現在は180°反対側に新しいcommissureを設定し，自己心膜を補填し対称な大動脈2尖弁を作成している(図3)[13]．大動脈1尖弁に対する対称な2尖弁化は，心エコーによる評価でも非対称の2尖弁化に比較し，弁機能が向上することが証明されている[13]．

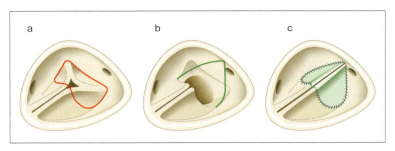

図3 自己心膜を用いた対称2尖弁形成術
a：右冠動脈口側の弁組織を切除．
b：180°反対側に新しいcommissureを設定．
c：2枚の自己心膜を補填し対称な2尖弁を作成．
（文献13）より引用改変）

　また小児例での大動脈1尖弁における大動脈弁狭窄症例では，左室流出路狭窄を伴った症例もあり，流出路拡大などの追加手技が必要なこともある．反対に成人例では大動脈弁逆流症が主因であることが多く，大動脈弁輪拡大を認めることがある．この場合，拡大した大動脈弁輪径は再手術のリスク要因であることから，annuloplastyを追加する場合もある．ring annuloplastyやsuture annuloplastyなどさまざまな方法が報告されているが，著者らの施設では成人例を中心に弁輪径が27mmを超える症例に対してpolytetrafluoroethyleneを用いたsuture annuloplastyを追加している．体表面積が2.0m²を超える症例にはヘガールを用いて25mmに，それより小さい場合は23mmになるようにsuture annuloplastyを施行している．

　さらに付随する大動脈拡張病変に対しては，基本的に大動脈2尖弁症例における大動脈拡張病変の手術適応に準じて行われている．体表面積2.0m²前後の欧米人を対象とするガイドラインでは，大動脈弁に対する手術の際に45mm以上で大動脈基部置換や上行大動脈置換術の適応としているが[14]，大動脈1尖弁における将来の大動脈拡張や大動脈解離のリスクは，3尖弁や2尖弁よりも高く，そのcut-off値は少し下げる必要があり，著者らの施設では43mmとしている．

　一方，大動脈4尖弁に対する形成術の報告は，主にaccessory cuspをeliminatingすることにより2尖弁もしくは3尖弁化するもので，必要に応じ心膜も使用されている．先の分類で頻度の高いType A, B, Cに対しては，少なくとも二つ以上の主要弁尖が存在することから，小さな弁尖のrudimentary commissureを切除して再縫合するか，心膜などを補填してaugmentationをはかり3尖弁化する方法が一般的である．Type Gのような複雑な形態をとるものでは，2尖弁化のほうが容易であると考えられる．

5　私のコツ

　一番重要なのは，大動脈1尖弁もしくは4尖弁の解剖を正しく理解し，術中に正しく弁のorientationをつけ，手術適応を慎重に決定することにある．1尖弁，4尖弁のどちらの場合も，最終的に2尖弁化もしくは3尖弁化を目指して形成術を施行することになるが，例えば欧米人の成人の体格でいうと弁輪より弁尖までの長さ（geometric height）が3尖弁で16mm以下，2尖弁で19mm以下が大動脈弁形成術での再手術リスク要因であるため，geometric heightが3尖弁化の場合17mm以上，2尖弁化の場合20mm以上であることが目安になる．さらに形成術後の評価方法も重要である．著者らの施設では，弁輪から弁尖までの高さ，いわゆるeffective heightを小児例で8～9mmに，成人例で9～10mmになるように調整している．

6　成績

　大動脈1尖弁に対する弁形成術の遠隔成績の報告は今のところないが，著者らの施設での1尖弁に対する弁形成術143例を検討したデータを一部紹介する[15]．平均4.6年の経過観察期間中，小児例（18歳未満）だけで検討すると，7

年再手術回避率は88％と比較的良好であった．18歳以上の症例では2尖弁化の際のデザインの変更や，弁輪拡大例における suture annuloplasty の追加により成績の向上が得られたが，7年再手術回避率は（一部，経過観察が不十分で参考値であるが）約70％程度であった．経過観察期間中，143例中26例に大動脈弁再手術が施行され，初回手術後平均1.5年（中間値）で小児例（18歳未満）では主に左室流出路狭窄が，18歳以上の症例では心膜と弁尖や大動脈壁との suture dehiscence が主な原因であった．

四尖弁に対する形成術後の成績はこれまで良好であるが，術後2〜3年までの早期成績がほとんどである．今後，長期経過観察後の結果が待たれる．また発生例が少ないことから multicenter study による報告が望まれる．

おわりに

若年者で大動脈弁に圧較差のある症例では，大動脈1尖弁を念頭において評価する必要があり，付随する大動脈拡張病変においてはガイドラインにある大動脈2尖弁における手術適応に準拠もしくはより積極的に考慮する必要があると考えられる．また現時点ではまとまった1尖弁や4尖弁に対する形成術の遠隔成績の報告がないが，一般論として大動脈2尖弁に対する形成術の成績より劣ると考えられ，その手術適応について慎重にならざるを得ない．よって選択肢の一つとしての形成術の利点と形成弁の機能不全のリスクを十分説明する必要がある．ただし18歳未満の小児例においては比較的その成績は良好である可能性が示唆され，患者の年齢や背景を考慮し最適な術式を選択するべきであると考えられる．また補填材料としての心膜に代わる医療材料の開発が待たれる．

文献

1) Novaro, GM et al：Incidence and echocardiographic features of congenital unicuspid aortic valve in an adult population. J Heart Valve Dis 2003；12：674-678
2) Roberts, WC et al：Frequency by decades of unicuspid, bicuspid, and tricuspid aortic valves in adults having isolated aortic valve replacement for aortic stenosis, with or without associated aortic regurgitation. Circulation 2005；111：920-925
3) Feldman, BJ et al：Incidence, description and functional assessment of isolated quadricuspid aortic valves. Am J Cardiol 1990；65：937-938
4) Anderson, RH：Understanding the structure of the unicuspid and unicommissural aortic valve. J Heart Valve Dis 2003；12：670-673
5) Schäfers, HJ et al：Bicuspidization of the unicuspid aortic valve：a new reconstructive approach. Ann Thorac Surg 2008；85：2012-2018
6) Yamanaka, K et al：Aortic root replacement with a valve-sparing technique for quadricuspid aortic valve. Eur J Cardiothorac Surg 2015；47：741-743
7) d'Udekem, Y et al：Long-term results of a strategy of aortic valve repair in the pediatric population. J Thorac Cardiovasc Surg 2013；145：461-467
8) Tutarel, O：The quadricuspid aortic valve：a comprehensive review. J Heart Valve Dis 2004；13：534-537
9) Hurwitz, LE et al：Quadricuspid semilunar valve. Am J Cardiol 1973；31：623-626
10) Raedle-Hurst, TM et al：Ventricular performance assessed by 2-dimensional strain analysis after ross operation versus aortic valve reconstruction. Ann Thorac Surg 2013；96：1567-1573
11) Tan Tanny, SP et al：Ross procedure in children：17-year experience at a single institution. J Am Heart Assoc 2013；2：e000153
12) Aicher, D et al：Valve configuration determines long-term results after repair of the bicuspid aortic valve. Circulation 2011；123：178-185
13) Aicher, D et al：Aortic valve function after bicuspidization of the unicuspid aortic valve. Ann Thorac Surg 2013；95：1545-1550
14) Vahanian, A et al：Guidelines on the management of valvular heart disease (version 2012). Eur Heart J 2012；33：2451-2496
15) Takahashi, H et al：Aortic valve repair in patients with unicuspid aortic valve by bicuspidization with augmentation using pericardium. 27th Annual Meeting of the European Association for Cardio-Thoracic Surgery, Abstract 098, 2013

ONE POINT ADVICE

大動脈弁形成術におけるMICSの限界と可能性

伊藤敏明
名古屋第一赤十字病院心臓血管外科

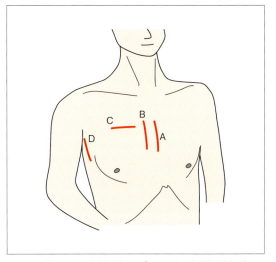

図1 各種MICS大動脈弁アプローチの皮膚切開部位
A：胸骨部分切開，B：傍胸骨切開，C：前胸部肋間開胸，
D：腋窩側胸部切開

はじめに

今日の生体弁の良好な遠隔成績を考慮すれば，大動脈弁形成術 aortic valvuloplasty（AVP）の主な適応は自ずと若年者が中心となる．若年者の場合，特に女性の場合美容的見地からMICS（minimally invasive cardiac surgery）を希望される場合が多い．MICSは正中切開と比較して死亡率や主要合併症率を下げるものではないため，あえてMICSを行う理由は美容面と早期仕事復帰の必要などが主たるものであり基本的には慎重な適応決定が望まれる．

僧帽弁MICSといえば今日，右肋間小開胸を指すことがほぼコンセンサスとなっているのに対し，大動脈弁MICSにはいくつかのアプローチ方法があり，これらを一律に扱うことはできない．大別すると胸骨部分切開[1]，傍胸骨切開[2]，前胸部肋間開胸[3]，さらに腋窩側胸部切開[4]である（図1）．大動脈弁からの距離はほぼこの順で遠くなる．逆に美容面では，前三者は創が体の正面にできるため大きな違いはなく肋間側開胸のみが僧帽弁MICSに準じた美容的利点を示す．用手的結紮操作が可能なのは前胸部肋間開胸の一部までであり，側胸部開胸ではknot pusherによる結紮が必要となる．

筆者は現在，特に解剖学的に創が隠れやすい点で美容的に優れた腋窩切開，第3肋間開胸による大動脈弁置換術 aortic valve replacement（AVR）を行っており[4]，40歳未満の患者も5例含まれる．美容面での患者の満足度は高いようであった．しかし，今のところMICSによる大動脈弁形成の経験はない．したがって以下の記述はあくまで胸骨部分切開，傍胸骨切開，さらに腋窩切開からのAVRの経験，さらには僧帽弁MICSの経験に基づく，弁形成可能性に対しての推測が中心となる．

まず，腋窩切開を含めた側胸部アプローチによる弁形成は正中切開と比較するとかなり難しいと考えている．視野自体は大動脈弁を正面視できる（図2）．しかし，基本的に助手の補助を得ることができず術者による単独操作となり，複雑な操作は困難である．一方，胸骨部分切開によるMICSであれば胸骨正中切開に近い視野が得られるため弁形成に慣れた術者であればすぐにでも可能と思われる．

術野が制限されたMICSにてAVPを行うには，以下のように僧帽弁MICSの場合と同じストラテジーが適用される．

1. 形成が容易な単純病変を最初は対象にする

大動脈弁病変も僧帽弁と同じく病型分類がなされている[5]．これに従うと sino-tubular junction（STJ）拡大のみのType Ia または弁穿孔によるType Id が当初はふさわしい（12ページ参照）．STJの縫縮または弁穿孔部位のパッチ閉鎖は側開胸アプローチのMICSでもおそらく可能である．しかし弁尖逸脱によるType II 病変に対する形成や sub commissural annuloplasty を行うにはかなりの慣れを要すると思われる．

2. 術前診断による病変部位，形態，逆流機序の特定と形成法の計画

限られた視野からの操作には時間がかかるため，あらかじめ病変を正確に把握し形成の計画を立て，手術の際にはそれを再確認し予定の手術を行うのみであるのが望ましい．これには造影CT，または3Dエコーが有望である．造影CTは空間分解能が高いが弁尖が薄い場合，弁形態の描出にやや難がある．エコーには逆流ジェットの情報が加わるため，両者の情報を統合して考える．事前に行うべき形成手技が決まっていれば時間的余裕ができる．逆にそうでなければMICS

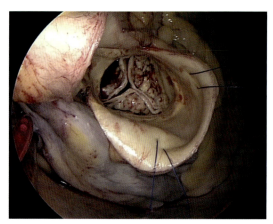

図2 腋窩切開アプローチから見た大動脈弁
腋窩側胸部アプローチでは大動脈弁と切開部がほぼ同軸となり真上から弁を自然に見下ろすことができる．ただし，大動脈弁は10cm以上切開創から離れている．

によるAVPは困難ではないだろうか．

3．今後の可能性

　AVP自体の普及がまだこれからであり，ほぼ日常的な手術として可能な程度に形成法が一般化すればMICS術野での再現は十分可能と思われる．文献的にも小児から児童期の患者に右腋窩縦切開により単純な先天性心疾患に対する手術を行った一環として，同時に大動脈弁形成を行ったとの報告がすでにある[6]．手数の少ない，単純な弁形成がMICS適応となるのは比較的早いと予想する．しかし，弁温存基部置換のように操作の手数が多く，出血が問題となりうる手技をMICSで行うのは危険と考える．

　正中切開による僧帽弁形成術が1990年頃より普及し，今日MICS視野でも形成の再現が可能となった歴史を考えれば，大動脈弁でも最終的には相当の部分がMICSアプローチで可能となるのは必然とも思える．ただし，大動脈弁が僧帽弁よりもさらに立体的な構造物であり，形成に求められる精度もかなり高いことを考えると，術前評価を3DCT，3Dエコーにより3次元的に行い，MICS手術ではさらに3D内視鏡の併用も有用ではないかと考えている．

文献

1) Furukawa, N et al：Ministernotomy versus conventional sternotomy for aortic valve replacement：matched propensity score analysis of 808 patients. Eur J Cardiothorac Surg 2014；46：221-226
2) Cosgrove, DM 3rd et al：Minimally invasive approach for aortic valve operations. Ann Thorac Surg 1996；62：596-597
3) Glauber, M et al：Right anterior minithoracotomy versus conventional aortic valve replacement：a propensity score matched study. J Thorac Cardiovasc Surg 2013；145：1222-1226
4) Ito, T et al：Right infraaxillary thoracotomy for minimally invasive aortic valve replacement. Ann Thorac Surg 2013；96：715-717
5) de Kerchove, L et al：Repair of aortic leaflet prolapse：a ten-year experience. Eur J Cardiothorac Surg 2008；34：785-791
6) Dave, HH et al：Mid-term results of right axillary incision for the repair of a wide range of congenital cardiac defects. Eur J Cardiothorac Surg 2009；35：864-869

第Ⅱ章 各論

2. reimplantation 法の変遷，方法，成績

宮原俊介・大北 裕　神戸大学大学院医学系研究科外科学講座心臓血管外科学

はじめに

大動脈弁輪拡張症 annuloaortic ectasia（AAE）と総称される疾患群は大動脈基部における拡張性病変を主体とし，大動脈瘤，大動脈弁閉鎖不全など多彩な病態を呈する．特に Marfan 症候群においては，AAE に伴う大動脈解離，大動脈弁閉鎖不全症などがその生命予後を規定してきた．当初これらに対し人工弁を用いた全大動脈基部置換が行われてきたが，その後開発された自己弁温存大動脈基部置換術は患者の生活の質を飛躍的に向上させる術式として，近年急速に注目を浴びてきている．

本稿では大きく分けて2種類ある本手術のうち，reimplantation 法に焦点を当て，著者らの経験を交えて概説する．

1 術式の変遷

1968 年 Bentall, DeBono らによる composite graft を使用した冠動脈を再建する術式の発表以来[1]，Marfan 症候群の生命予後は飛躍的に向上した[2]．以後，先天性結合織疾患の有無に関わらず，本法が sino-tubular junction（STJ）から大動脈弁輪にかけての拡張病変に対する標準術式となった．Bentall 手術の成績は良好なものであったが，人工弁置換術に伴う抗凝固療法や遠隔期の人工弁関連合併症の問題が未解決であった．このため，自己弁温存大動脈基部置換術として，1979 年に Yacoub らが remodeling 法[3]を開始，1989 年には David らが reimplantation 法を開始した[4]．以降，これらの患者群に対する術式は，Bentall 手術から自己弁温存大動脈基部置換術へと shift してきた．弁尖自体が解剖学的に正常な場合，弁逆流は大動脈弁輪，Valsalva 洞，STJ の拡大が原因で発生し，それぞれの病変を是正することで弁逆流が改善しうるという理論的背景から，これらの術式が考案された．

David らは，Valsalva 洞を切除した後の大動脈弁輪の形状から，ステントレス生体弁による subcoronary 法を連想し，円筒状の人工血管に自己大動脈弁を内挿する手法を着想した[5]．この reimplantation の原法は David Ⅰ と呼ばれる術式である．一方で，Yacoub らにより発表された remodeling 法と，それに PTFE フェルトによる部分弁輪縫縮を加えた術式はそれぞれ David Ⅱ および David Ⅲ と呼ばれている．Valsalva の形態を保持することを目的として reimplantation の人工血管を STJ 付近で3ヵ所縫縮し bulging を形成する David Ⅳは，David らのシリーズの 1990 年代中頃から用いられ始めた[6]．さらに，Miller らは径の異なる人工血管を2つ用いることによって，Valsalva 洞を形成する術式を考案した（David Ⅴ：Stanford modification）．本法の sinus portion に用いる人工血管の径は，David らが提唱した公式[4]により導き出されるものよりも 6〜8mm 大きなものを用いるため，STJ のみならず，aorto-ven-

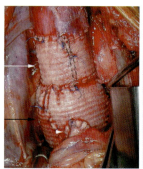

図1 David V Stanford modification

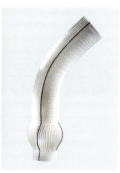

図2 Valsalva洞付き人工血管
(http://www.vascutek.com/vascutek/products/item/gelweave)

tricular junction (AVJ) に縫着する人工血管の中枢側にも縫縮を加える[7] (図1). 本術式の利点は，交連部の位置を決定した後に人工血管のsinus portion の長さを決定できることと，sinus portion にはサイズの大きな人工血管が用いられるため，手術操作のスペースが十分に確保されるといった点がある[8]. さらに本邦からもDavid Vの改良術式が報告され[9]，さまざまな術式の改良により，Valsalva洞および弁尖の生理的機能の温存が追及されている．一方で2000年にはValsalva洞付き人工血管 (Gelweave Valsalva；Sulzer Vascutek, Renfrewshire, Scotland) (図2) (http://www.vascutek.com/vascutek/products/item/gelweave) が発売され，より生理的な弁尖運動が得られることと，手技上の簡便性から広く用いられ，良好な遠隔期成績も報告された[10,11].

2 長所・短所

reimplantation と remodeling との優劣に関する議論は1990年代の後半から繰り返し行われた．両術式の主な違いは，① AVJ は reimplantation では人工血管のサイズに規定される形で縫縮されるのに対して remodering では追加処置としての弁輪縫縮を行わない限り AVJ は縫縮されない，② reimplantation法 (特にDavid Ⅰ) では Valsalva洞の形態は人工血管の形状により Valsalva洞の形状は消失するのに対して，remodeling 法では Valsalva洞の形状は温存されることにある．David Ⅰでは Valsalva洞が円筒状の人工血管に置換されるため，洞内で渦巻状の血流を形成するといった本来のValsalva洞が本来持つ生理的な役割が失われるとされてきたのに対し remodeling 法ではそれが温存されることにある．1990年代後半には，これらの観点で remodeling と reimplantation を比較した臨床的データが報告され，自己弁温存基部置換術において Valsalva洞の形態を保持する必要性が議論され始めた．Leyhらは両術式の大動脈基部の弾力性，弁尖運動を比較し，Valsalva洞の形態を保持した術式である remodeling 法のほうが，大動脈弁の開閉運動がより正常に近く，良好な基部の弾力性を示したことを報告した[12].

3 手技の実際

大動脈切開は基部の変形が少ない横切開を用い，STJ より1～2cm遠位側で横切断する．次いで，交連部に5-0ポリプロピレンマットレス stitch を置き，牽引し各弁尖の状態を観察する (図3)．術前エコー計測と同様の弁尖，基部の測定を行う．加えて AVJ から無冠尖 non-coronary cusp (NCC)-左冠尖 left coronary cusp (LCC) 交連部頂点までの高さを Brussels height と称し測定している (図4)．これは人工血管サイズ決定の際の参考となる．人工血管はVasctek 社の Valsalva graft™ 4 (Gelweave Valsalva；Sulzer Vascutek, Renfrewshire, Scotland) を使用している．形状の特徴は人工血管の Valsalva洞の長軸方向の高さと AVJ 径の比が1：1となっている．交連部の高さは正常のまま温存されていることが多いため，AVJからの交連部頂点の高さが，至適AVJ径＝人工血管径という理論背景がある[13]．先天性2尖弁では3尖と比し，AVJ，geometric height (gH) は大きく，Valsalva洞径は小さい．そのため人工血管サイズの決定も交連部の高さ，

gH, AVJ, STJ(および上行大動脈径)から総合的に決定する．

大動脈基部を鋭的に剥離し，AVJまで到達する．LCC, NCC 部は左房天井まで，右冠尖 right coronary cusp (RCC) 部は大動脈基部の右室，右房移行部まで剥離する．一方，RCC-LCC 間の交連部を中心とした弁輪1/3周は筋肉組織（muscular portion）に相当するため，剥離は右室心筋を一部切離（2～3mm）するに止める．右室，右房筋は菲薄で，損傷されやすいのでRCC nadirから強彎20mm針の縫合糸が楽に出るくらい，を目安とする．また，RCC-LCC 交連部の下方は大動脈－肺動脈線維性連続組織を形成し外側からはbasal ringまで到達できない．また，RCC-NCC 交連部の下方は膜性中隔を形成，左室側の筋層表面には刺激伝導系左脚が存在する（図4）．

基部剥離後，大動脈壁を弁輪から5mm余して切除，その弁輪直下にfirst row sutureとしてspaghetti付き3-0ポリエステルマットレス糸を左室から内外に全周12本置く．この際の縫合線はAVJのレベルであるが，その刺出点は前述の解剖学的理由によりRCC-LCC 間の交連部直下は3～5mm上方に偏位する．またRCC-NCC 間では膜性中隔下端に刺入するため8～10mm上方に偏位することになる（図4）．

人工血管を外挿し，これらのポリエステル糸をグラフト下端に通し縫着するが，結紮時，強く締めると弁輪の変形をきたすので注意する．次いで各交連部を5-0ポリプロピレン糸でグラフトの上方に吊り上げグラフト内に固定する．この際，交連部を十分に牽引し，組織に緊張を持たせることが重要である．一方，短軸方向の交連部位置決めも重要で，弁尖が変形をきたさないように，弁輪部のfirst row sutureに忠実に行う．短軸面の位置を決める際は，各弁尖の弁輪周囲長は必ずしも同一でないことに留意する．交連部を固定した後，各弁尖の変形がないことを確認する．左室から吸引管を大動脈弁越しに引き抜き，弁尖先端の接合部を揃えると弁尖のcoaptationの状態が確認できる．先天性2

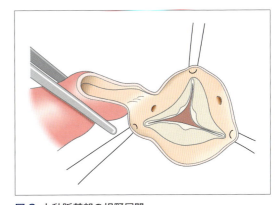

図3 大動脈基部の視野展開
大動脈切開を行った後，交連部を牽引し大動脈基部を展開．

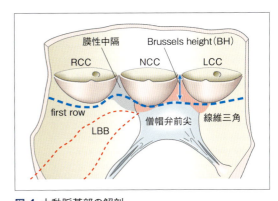

図4 大動脈基部の解剖
RCC：右冠尖，LCC：左冠尖，NCC：無冠尖，LBB：left bundle branch

尖弁の場合は，相対する弁尖の余剰自由縁の長さを明確にするため，両交連部の位置関係が180度になる位置で固定することがある．これにより，弁尖の運動がrestrictiveにならないように注意する．長軸方向へは3尖の場合と同様に可及的に吊り上げた位置で固定するが，rapheを有する場合はその高さに応じ，やや低い位置で固定されることとなる．

second row sutureとして大動脈基部を5-0ポリプロピレン糸RB-1針の連続縫合でグラフト内に固定する．この際にも，弁尖の変形をきたさないように留意する．また，water-tightな吻合を得るために運針のピッチは2～3mmと綿密に行う．大動脈壁の内側から人工血管外へ支出し，いったん針を把持し直して人工血管

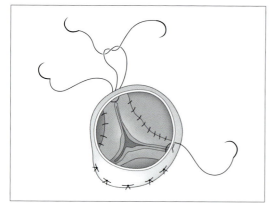

図5 second row suture

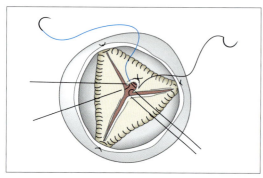

図6 Arantius 小体縫縮術
相対する弁の交連からの距離が揃うようにマーキングスティッチをかけて，弁尖自由縁の余剰な部分を中央で縫縮する．

外から刺入する．縫合線の歪みを防ぎ，大動脈壁を全層性に貫くといった目的がある（図5）．

second row suture が終了した時点で逆流試験を行う．心筋保護用カニューラを使用して回路内圧を体外循環操作側で 300～400 mmHg に上昇させ，グラフトの十分な緊満度を検して，大動脈弁逆流がないことを確認する．経食道心エコーでも大動脈基部，左室流出路を描出し，有意な弁逆流がないことを確認する．同時に縫合線出血の有無も確認する．各弁尖の effective height（eH）を 8 mm 以上に保つように矯正することも重要である．特に先天性2尖弁では，reference となる無冠尖の自由縁も縫縮し，eH を十分に保つことが肝要である．

両側の冠動脈はボタン法にて 5-0 ポリプロピレン糸でグラフトと吻合する．右冠動脈は心拍動再開後の屈曲を避けるため，十分に頭側に牽引してグラフト高位に吻合する．

4 私のコツ

second row suture 終了後，近年は右上肺静脈より内視鏡ファイバーを挿入し大動脈弁を左室側から観測し逆流遺残の有無を評価している[14]．この時点で弁尖逸脱を認めれば，弁尖自由縁中央の Arantius 小体を水平方向に数本の 6-0 ポリプロピレン suture で段階的に縫縮し，逸脱を是正する（図6）．

5 成績

1992 年に David らによって，連続 10 例の reimplantation 法の成績が報告された．Marfan 症候群 5 例，重症大動脈閉鎖不全症 5 例，急性大動脈解離 4 例を含む患者群で，術後直後に重症大動脈弁閉鎖不全症にて 1 例に再手術を要している．その他は平均観察期間 9 ヵ月で良好な成績を得た．本術式が発表された当初より，Marfan 症候群や先天性2尖弁に対する手術適応に関しては議論があった[4]．その後，本術式に対する多くの報告がなされ，さまざまな患者背景に対する検討や，弁尖形成を追加した症例に対する検討がなされた．Kallenbach らの検討では，Marfan 症候群は再手術に至る危険因子となったが，それらは手術手技の習熟度に伴う要因であり，本術式は基本的には Marfan 症候群にも適していると報告した[15]．先天性2尖弁に対する本術式の適応に関しても，de Kerchove らは少なくとも AVJ の固定という観点から単独大動脈弁形成術に対する reimplantation 法の優位性を報告した[16]．

これまでに報告された reimplantation の成績のうち，比較的に症例数の多い諸家の報告を表1に示した．急性解離の有無や，大動脈弁閉鎖不全症の重症度等はシリーズにより若干異なるが，いずれも 10 年の再手術回避率は 90%

表1 reimplantationの遠隔期成績

著者	年	症例数	急性大動脈解離(%)	Marfan症候群(%)	先天性二尖弁(%)	severe AR(%)	弁形成追加(%)	再手術回避率(%)
Kallenbach[※1]	2005	284	53(18.7)	54(19)	17(6)	18(6.3)	18(6.3)	87.1@10y
De Paulis[文献11]	2010	278	13(4.7)	42(15.1)	31(11.2)	136(48.9)*	25(9)	92.6@5y
Liebrich[※2]	2013	236	14(5.9)	26(11)	35(14.8)	6(2.5)	54(22.9)†	87@10y
Kvitting[※3]	2013	233	0	102(43.8)	63(27)	28(12)	105(45.1)	92.2@10y
David[※4]	2014	371	28(7.5)	131(35.5)	34(9.2)	77(20.8)	76(20.5)†	97@10y‡
Miyahara[※5]	2015	183	21(11.5)	45(24.6)	37(20.2)	89(48.6)	111(60.7)	92.2@5y

*moderate ARとsevere ARを計上.
†Arantius小体縫縮術のみを計上.
‡remodeling法75例を含む.
[※1] Circulation 2005；112(9 Suppl)：1253-1259
[※2] Ann Thorac Surg 2013；95：71-76
[※3] J Thorac Cardiovasc Surg 2013；145：117-126
[※4] J Thorac Cardiovasc Surg 2014；148：872-879
[※5] Ann Thorac Surg 2015；100：845-852

前後であり，容認できうる成績と考える．弁尖に器質的病変を含むAAE症例では，Bentall型の手術を標準術式とする施設も多い．各施設でのAAE症例全体に対する自己弁温存基部置換術の割合は公表されていないが，弁形成の追加率が高いことは，reimplantationに対する手術適応がやや拡大されていることが窺える．

文献

1) Bentall, H et al：A technique for complete replacement of the ascending aorta. Thorax 1968；23：338-339
2) Silverman, DI et al：Life expectancy in the Marfan syndrome. Am J Cardiol 1995；75：157-160
3) Sarsam, MA et al：Remodeling of the aortic valve anulus. J Thorac Cardiovasc Surg 1993；105：435-438
4) David, TE et al：An aortic-valve sparing operation for patients with aortic incompetence and aneurysm of the ascending aorta. J Thorac Cardiovasc Surg 1992；103：617-621；discussion 622
5) David, TE：The aortic valve-sparing operation. J Thorac Cardiovasc Surg 2011；141：613-615
6) David, TE et al：Long-term results of aortic valve-sparing operations for aortic root aneurysm. J Thorac Cardiovasc Surg 2006；132：347-354
7) Demers, P et al：Simple modification of "T. David-V" valve-sparing aortic root replacement to create graft pseudosinuses. Ann Thorac Surg 2004；78：1479-1481
8) Miller, DC：Reprint of：Rationale and results of the Stanford modification of the David V reimplantation technique for valve-sparing aortic root replacement. J Thorac Cardiovasc Surg 2015；149(2 Suppl)：S18-S20
9) Takamoto, S et al：A simple modification of 'David-V' aortic root reimplantation. Eur J Cardiothorac Surg 2006；30：560-562
10) De Paulis, R et al：One-year appraisal of a new aortic root conduit with sinuses of Valsalva. J Thorac Cardiovasc Surg 2002；123：33-39
11) De Paulis, R et al：Use of the Valsalva graft and long-term follow-up. J Thorac Cardiovasc Surg 2010；140(6 Suppl)：S23-S27；discussion S45-S51
12) Leyh, RG et al：Opening and closing characteristics of the aortic valve after different types of valve-preserving surgery. Circulation 1999；100：2153-2160
13) de Kerchove, L et al：A new simple and objective method for graft sizing in valve-sparing root replacement using the reimplantation technique. Ann Thorac Surg 2011；92：749-751
14) Okita, Y et al：Direct visualization of the aortic cusp from the left ventricle during aortic root reimplantation. J Thorac Cardiovasc Surg 2012；144：981-982
15) Kallenbach, K et al：Evolving strategies for treatment of acute aortic dissection type A. Circulation 2004；110(11 Suppl 1)：II243-II249
16) de Kerchove, L et al：Valve sparing-root replacement with the reimplantation technique to increase the durability of bicuspid aortic valve repair. J Thorac Cardiovasc Surg 2011；142：1430-1438

【Column】—世界の弁形成術のリーダー達—

Tirone E. David

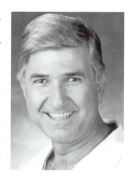

　Tirone E. David教授は，すべての外科医がその名を知っていると言っても過言ではない心臓外科医の巨星です．心臓外科医にとって，自分の名前が手術術式を冠するほど名誉なことはないと思います．皆さんがご存じの自己弁温存大動脈基部再建術の「David手術」は，3つのValsalva洞を切除し，王冠状になった大動脈弁輪部を人工血管内に内包する手術で，David教授の新しい心臓外科治療への積極的な取り組みと，それを可能とする卓越した手術技術を代表する術式といえます．開発初期は弁尖長を径とするストレートグラフトを用いたValsalva洞のない術式（David-I）[1]でしたが，最新の術式では太めのグラフトを使用し，Valsalva洞を持つ術式（David-V）に変更されています．David手術はDavid教授でなくてはできない手術術式でしたが，その解剖学的理論を解析し，遠隔成績を証明することにより，一般的な術式として普及させた功績は非常に大きいと感服しています．

　David教授は1944年にブラジルにお生まれになり，1968年にUniversidade Federal do Paranáを卒業されています．心臓外科のトレーニングは米国で受けられ，Downstate Medical Center, State University of New Yorkで外科レジデント，Cleveland Clinicで心臓外科レジデントをされ，1978年にToronto General HospitalのStaff surgeonとなっています．1980年から1989年はToronto Western Hospitalのヘッド，1989年からは皆さんがご存じのようにToronto General Hospitalのヘッドを務められ，2011年にヘッドを譲られましたが現在も心臓外科医として活躍されています．

　筆者は1987～1989年の2年間をToronto General HospitalのClinical fellowとして臨床留学しました．David教授の前任のBaird教授にご許可を戴いた留学でしたが，筆者の留学中にヘッドが交代するという貴重な経験をしました．ヘッド候補はDavid教授とRick D. Weisel教授のお二人で，たぶん日本のようなオープンな教授選考システムではなく，長老会議のようなクローズドな会議で決められたと記憶しています．

Toronto General Hospitalに移られてからのDavid教授の活躍はめざましく，手術数も著明に増加しました．しかし，手術待機期間が長く，待機中に不幸な転機をとる患者もいたため，"Cardiac surgeon can not sleep well thinking about waiting patients"のテレビ，新聞キャンペーンをされたことを覚えています．筆者にとってDavid教授は雲の上の存在ですが，門下生の末席の一人と思うといつも誇りを感じます．筆者の教授就任に際しては，"Congratulations Aki. This is wonderful news. All the best in the future."のメッセージを即座に送って戴きました．後進思いのメンターでもあります．

　AATSでのCosgrove教授との対談で，David教授が"A good surgeon must have an eagle's eye, lion's heart, a lady's hand and an elephant's bladder."と仰られたことを覚えています．"A good surgeon must have an eagle's eye, lion's heart and a lady's hand"はイギリスの諺で，あえて"And an elephant's bladder"を付け加えられたことにDavid教授のユーモアを感じます．David教授は鷲の眼を持ち，獅子の精神を持たれていますが，握手する右手は大きく，lady's handではありません．また，手術のお上手なDavid教授には象の膀胱は不要と思います．私は，まずはan elephant's bladderから目標にしたいと思っています．

文献
1) David, T et al：An aortic valve-sparing operation for patients with aortic incompetence and aneurysm of the ascending aorta. J Thorac Cardiovasc Surg 1992；103：617-621；discussion 622

　　　　　（碓氷章彦：名古屋大学医学部心臓外科）

第Ⅱ章 各論

3. remodeling 法の変遷，方法，成績

國原　孝　心臓血管研究所付属病院心臓血管外科

はじめに

　aortic root remodeling もしくは aortic valve reimplantation という 2 つの大動脈弁温存基部置換術が発表されて以来，同術式は近年急速に脚光を浴びてきている．両術式にはそれぞれ長所，短所があり，一概にどちらが優れているとは言い難く，その比較は「reimplantation 法と remodeling 法の比較，実験」の項（66 ページ）に譲る．

　本稿では aortic root remodeling にスポットを当て，その特徴と術式の詳細ならびに成績を紹介する．

1　術式の変遷

　大動脈基部の拡張病変に対する手術は，1964 年の Wheat らの発表が最初であろう．その後 1968 年に Bentall と De Bono が人工弁付きの人工血管（composite graft）で全基部置換する方法を発表して以来，長い間，同術式が標準術式となっていた．自己肺動脈弁を用いる Ross 手術は遠隔成績が期待できるが，多大な手術侵襲や肺動脈弁位の再手術の問題が残り，広く普及するには至っていない．ステントレス生体弁による基部置換や，生体弁を用いた composite graft による基部置換は，大動脈基部拡張症例の majority である若年者には推奨されない．そこで 1992 年に David らがいわゆる aortic valve reimplantation 法（以下 reimplantation 法）[1]を，1993 年に Sarsam と Yacoub がいわゆる aortic root remodeling 法（以下 remodeling 法）を相次いで発表し[2]，自己弁温存基部置換術がおおいに注目を浴びるようになった．

　その後 remodeling 法自体に大きな変遷はなく，David 自身，David-Ⅱ として remodeling 法を施行していたし，David-Ⅲ として fibrous portion を部分的に補強（partial annuloplasty）して応用していた（図 1）[3]．その後の歴史はいかに弁輪をサポートするかに重点がおかれるようになり，その詳細については次項を参照されたい．

2　適応と禁忌

　Valsalva 洞の最大直径が体格により 40〜45 mm 以上で大動脈弁に明らかな石灰化や degenerative change がない症例は大動脈弁温存基部置換術の良い適応である．欧米人を対象とするガイドライン上は，大動脈弁に対する手術の際に 45 mm 以上で基部も置換すべきとしているが，小柄な日本人では 40 mm でも良いのではないかと思われる．また，2 尖弁ではこの cut-off 値を少し下げる必要があり，例えば欧米では 43 mm とする施設もある．厳密にいえば禁忌はないが，弁の石灰化や短縮が高度な症例では，よほど若年でない限り本法は控えたほうが無難であろう．欧米人の体格でいうと 3 尖弁では弁輪より弁尖までの長さ（geometric

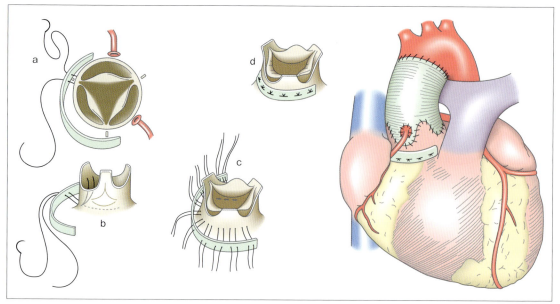

図1 trigone 間の fibrous portion を部分的に補強（partial annuloplasty）した remodeling 法（いわゆる David-Ⅲ）
（文献3）より引用改変）

height）が16mm以下，2尖弁では19mm以下では形成を控えたほうが良いとされている．

次に2つの術式の選択であるが，大動脈弁輪径が大きいと reimplantation 法を，小さいと remodeling 法を選択するのが一般的である．その cut-off 値は施設によりさまざまであるが，28～30mm 前後としているのが多数と思われる．この値を超えると remodeling 術後の遠隔成績が不良だからである[4]．したがって reimplantation 法の提唱者である David 自身，正常弁輪径の高齢者には remodeling 法を施行すると述べている[5]．

また，Marfan 症候群に代表される connective tissue disease には reimplantation 法を選択する傾向が強い．実際，2010年の段階では Marfan 症候群に対する大動脈弁温存基部置換術413例中，reimplantation 法が259例と実に63%を占めていた．また2005年から2010年に international registry に登録された239例中，remodeling はたった1例だけであった．

2尖弁においては Svensson らは remodeling を推奨している．1つの理由が remodeling では tongue の切り方によってでき上がりの2尖の角度を比較的自由に調整しやすいこと，2つ目が reimplantation 法では弁尖と人工血管の接触が問題となることである．しかし後者に関しては Valsalva graft では問題ないと思われ，実際 reimplantation のほうが成績が良いという報告もある．

急性A型解離では弁尖が正常で正常弁輪径が多いこと，疾患の重症性より操作時間を極力短くしたいことなどの理由より remodeling は魅力的なオプションである．一方，人工血管で基部をすべて覆えば，操作時間は若干延長するものの出血はむしろ少なくなるとして，reimplantation 法を推奨するグループもあり，この分野はいまだ議論の余地が残るところである．また，1つか2つの Valsalva 洞のみ remodeling 法で修復する方法も提唱されている（図2）[6]．

しかし後述するように remodeling 法に annuloplasty を加えて以来，全症例に remodeling を施行する施設もあれば，Valsalva graft を用いた reimplantation を全例に施行する施設もあり，両者の垣根は明らかに取り払われつつあり，各施設が己の経験と症例に応じて適切な術式を選択していけば良いものと思われる．

3 長所・短所

本術式の最大の長所はより生理的な血行動態を提供する点である．remodeling 法では Valsalva 洞が維持され，大動脈弁輪の伸展性が保たれていることから，弁の開閉がより自然に近いことが実験でも臨床でも示されている．しかし前述したように remodeling に annuloplasty を加え，reimplantation に Valsalva graft を用いると，その差は縮まっていると思われる．これらを比較した研究は少ないが，Valsalva 洞をつくるように人工血管を scallop して行った reimplantation では弁や Valsalva 洞にかかるストレスが最も低かったという報告もあり興味深い．これらの比較については 66 ページに譲る．

次の長所は基部の剥離が reimplantation と比較して少なくて済む点である．このことは，とりわけ右冠洞によくみられる basal ring と aorto-ventricular junction（AVJ）の乖離が顕著な症例（paper-thin right coronary sinus wall ともいわれる）で重要な意義を持つ（図3）[7]．かかる症例では reimplantation では basal ring まで剥離をしなければならず，Valsalva 洞や右室を損傷する一因となる．また，この剥離が少ないこと，ならびに縫合線が少なく，かつ常に外側から縫えることなどの理由より，remodeling における大動脈遮断時間は reimplantation のそれと比較してかなり短縮できることも大きな魅力である[4]．

逆に短所は縫合線からの出血のリスクが reimplantation より明らかに高いことである．しかしこれは後述するような手技の工夫により，臨床的にはほとんど差は感じられない．

4 手技の実際

a. 人工血管の選択

Yacoub らの original の方法では，最も多く使われたのが 30 mm と，かなり太いサイズとなっている．現在多くの施設では，正常人では

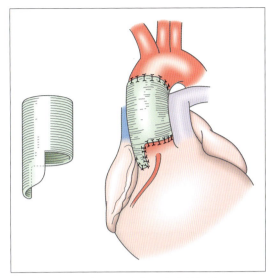

図2 無冠洞のみを remodeling する方法のシェーマ
（文献6）より引用改変）

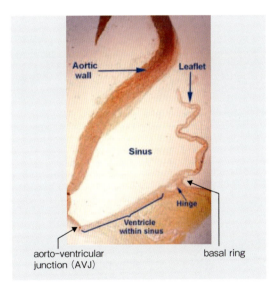

図3 basal ring と aorto-ventricular junction（AVJ）の乖離が顕著な例
（文献7）より引用）

AVJ 径は sino-tubular junction（STJ）径の約 1.2 倍であるという事実より，AVJ が著明に拡張していない限り（30 mm 以下），AVJ 径よりワンサイズ（もしくは 10％）小さな人工血管を選択している．経験が豊富な施設では経験則的に体表面積が 1.8 m² 以下であれば 24 mm，1.9〜2.2 m² であれば 26 mm，2.3 m² 以上であれば 28 mm と簡便化している[8]．ただし拡張した

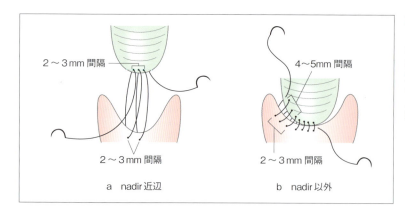

図4 人工血管をbulgingさせてValsalva洞をつくる方法
nadirではnative側と人工血管側で同幅とするが(a), commissureに進むにつれて, native側2～3mmに対し人工血管側4～5mmとして, 人工血管をbulgingさせてValsalva洞をつくるようにしていく(b).

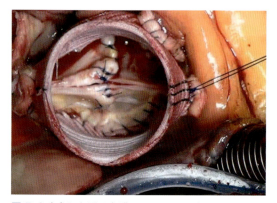

図5 2尖弁における弁膜のbulging予防
2尖弁では弁尖のplication後, 必ず余った弁腹を縫縮しておく.

STJを縮小しすぎるとかえってiatrogenic prolapseを惹起するので, 小さすぎない人工血管を選択することが重要である. 26～34 mmの間では, reimplantation法では大きい人工血管ほど遠隔成績が良く, remodeling法では小さいほど良いという報告もあり興味深い.

b. 縫合

Yacoubらのoriginalの方法では, 3尖弁ではtongueはnativeのcommissure heightの1.5倍の長さに三等分に切り, commissureからnadirに縫っていき, 余った部分を切除する, としている[9]. 他のグループは, 逆にnadirからcommissureに縫っていき, 足りない分は人工血管を切り足していき, commissureをできる限り上方に持ち上げるようにしている. 具体的な運針幅はnadirではnative側と人工血管側で同幅とするが, commissureに進むにつれて, native側2～3mmに対し人工血管側4～5mmとして, 人工血管をbulgingさせてValsalva洞をつくるようにしていく(図4). tongueはなるべく幅広につくり, 縫合は例えば17mm強彎針付きの4-0 polypropylene糸などの連続縫合が推奨される.

2尖弁では, 2尖の角度が160°以下であると遠隔成績が不良なこと, 弁尖の開放性の効率が180°で最も良いこと, 2尖が対称のほうが形成が容易なことなどより, 人工血管に二等分の切り込みを入れる. rapheの部分はなるべく弁輪に向けて硬化した部位を切除し弁の可動性を改善できれば, 大抵の場合, 人工血管にもこの部位に合わせた切り込みは入れなくて済む. このように180°以下の弁を180°に修正していくと, 癒合した弁に必ずたるみができる. これを放置しておくと, 弁腹が左室側に落ち込み, 遠隔期の逆流再発の原因になるので, 必ず余った弁腹を縫縮しておくことが重要である(図5).

c. 弁の評価

何らかのannuloplastyが必要な症例はまずそれを施行してから弁の評価に移る. commissureで結紮した糸を切らずに三方向に同じような角度と高さと張力で牽引する. 弁輪より弁尖までの高さ, いわゆるeffective heightをすべての弁尖で一定の高さになるようにArantius小体の部位を5-0あるいは6-0 polypropylene糸で縫縮する. その高さは欧米人では

表1 remodeling法単独の長期成績

First author	published year	reference number	number of cases	BAV	MFS	AADA	freedom from reoperation	freedom from AR II or more
Yacoub	1998	9	158		68 (43%)	49 (31%)	85%@15y	
Erasmi	2007	10	96	13 (14%)		21 (22%)	89%@54.7m	
Jeanmart	2007	11	48	11 (23%)	5 (10%)	0	97%@5y	97%@5y
David	2010	5	61	2 (3%)	26 (43%)	7 (12%)	90.4%@12y	82.6%@12y*
Lansac	2010	12	144	33 (23%)	18 (13%)	0	93.3%@3y	87.7%@3y
Schäfers	2015	8	747	290 (39%)	29 (4%)	59 (8%)	91%@15y	

*freedom from moderate or severe AR
BAV：bicuspid aortic valve, MFS：Marfan syndrome, AADA：acute aortic dissection type A, AR：aortic regurgitation

3尖弁では9mm，2尖弁では12mm必要といわれているが，日本人では最低7mmは必要といわれている．2尖弁においては，まず癒合していない弁を目標のeffective heightになるまで縫縮し，次に癒合した弁をそれに合わせてrapheを切除・縫合あるいは単純にArantius noduleの部位を縫縮する．その他の弁形成の詳細については「大動脈弁形成術の変遷，方法，成績」の項（30～50ページ）を参照されたい．

5 私のコツ

remodeling法においては出血のコントロールが成功の鍵を握る．人工的なValsalva洞を作成するために運針幅は人工血管側のほうが広くなっているため，人工血管を内挿するように縫って出血を防ぐようにしている（図6）．そのため，大動脈壁のremnantは4～5mm残すほうが人工血管の内挿に都合が良い．

6 成績

remodeling法単独の長期成績の報告は意外に少なく，検索しうる範囲では表1に示した通りである[5, 8~12]．病態を限ったもの（2尖弁，Marfan症候群，急性解離，小児など），1ないしは2つのValsalva洞のみ置換したもの，ごく少数例の報告などは除外してある．Lansacらの報告は，全例annuloplastyを併用したフ

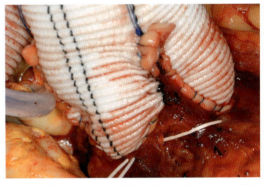

図6 右冠洞（右側）および無冠洞（左側）に人工血管を縫着したところ
人工血管がbulgingしてValsalva洞を形成しているのがよくわかる．また，出血対策として人工血管は大動脈壁のremnantに内挿されている．

ランスでの多施設共同研究であり[12]，単独施設としてはSchäfersら（Homburg）の報告が圧倒的に多い[8]．Erasmiらの施設（Luebeck）では2009年の報告で108例まで，Davidらの施設（Toronto）でも2014年の報告でも75例まで増えているが，remodeling法単独の長期成績は示しておらず，ここには記載していない．Jeanmartらの施設（Brussels）は2013年の報告でも数は全く増えていない．

それぞれの施設間で患者背景のばらつきはあるものの，3年から15年のフォローアップで再手術回避は，黎明期の症例を多く含むYacoubらの報告を除くとおおむね90％以上で，II度以上の大動脈弁逆流回避率は80％以上と良好である．reimplantation法との比較では

Luebeck, Brussels からの報告では有意差なく[10, 11], Homburg からの以前の報告でも有意差ない[4]. 唯一有意差があったのは Toronto からの報告で中等度以上の大動脈弁逆流についてのみ reimplantation 法のほうが良好であった ($p=0.035$)[5]. しかし彼らの報告では remodeling 群に Marfan 症候群が 42% も含まれており, cusp repair が半数弱にしか施されておらず, なおかつ彼らは annuloplasty を追加しないか, 部分的にしか補強していないので[3], これらが remodeling 劣勢の一因と考えられる. Yacoub らのやや不良な成績も Marfan 症候群が 43% も含まれているのが一因と思われる[9]. 成績遠隔予後不良因子は高齢[5], no cusp repair[12], 大きな AVJ 径, annuloplasty の施行, 心膜パッチの使用, 低い effective height, 心筋虚血時間[8] などがあげられている. annuloplasty の施行が矛盾しているようにも思われるが, annuloplasty は以前は AVJ 径の大きい症例や心膜パッチを使うような complicated cases に選択的に使用されていたからではないかと推測されている[8].

2 尖弁に対する remodeling 法に限った遠隔成績の報告はごくわずかで, Homburg からの報告では 10 年再手術回避率は 89% で単独弁形成 (70%) よりも良好で, 基部置換は遠隔成績の良好な予後因子であった.

Marfan 症候群に対しては 413 例の meta-analysis で reimplantation 法のほうが remodeling 法に比較して有意に re-intervention rate が低く (0.7%/年対 2.4%/年), remodeling 法後の再手術回避率が 8 年で 86%, 15 年で 67% であった. しかしこれらは有効な annular support のない成績であり, 筆者らの Homburg での 21 例 (うち 7 例に annuloplasty 施行) の成績では remodeling 法の 5 年再手術回避率は 100% であり, reimplantation 法と比較して遜色なかった[13].

急性 A 型解離に対する remodeling 法は 2002 年に Hannover 大学のグループが 8 例に施行し平均 23 ヵ月の観察期間で半数が再手術を要し, 再手術回避率が 38% であると報告して以来, まとまった成績は報告されていない. 近年になり, 先述したように 1 つか 2 つの Valsalva 洞のみ remodeling 法で修復する方法で約 5 年の再手術回避率が 90〜100% と良好な成績が報告されてきている. 筆者らの Homburg での 59 例 (うち 6 例に annuloplasty 施行) の成績では remodeling 法の 13 年の再手術回避率は 80% であり, reimplantation 法のそれ (64%) よりもむしろ良好であった[14].

おわりに

annuloplasty の追加により remodeling の適応はどんどん増えている. 血行動態的には reimplantation との差は縮まってきており, 最大の利点は剝離の少なさと操作時間の短さである. 最大の問題点は無作為化試験などの確固たるエビデンスの欠如であり, 現在ヨーロッパを中心に大規模レジストリーが進行中で, 日本でもつい最近スタートしたばかりである. いくつかの meta-analysis や review も発表されているが, 患者背景の違いや術式の variation が多すぎ, 有意義な結論が得られているとは言い難い. したがって現時点では大動脈基部の病態と患者背景, ならびに術者の経験を考慮して最適な術式を選択すべきであろう.

文献

1) David, TE et al: An aortic-valve sparing operation for patients with aortic incompetence and aneurysm of the ascending aorta. J Thorac Cardiovasc Surg 1992 ; 103 : 617-622
2) Sarsam, MA et al: Remodeling of the aortic anulus. J Thorac Cardiovasc Surg 1993 ; 105 : 435-438
3) David, TE: Aortic root aneurysms: remodeling or composite replacement? Ann Thorac Surg 1997 ; 64 : 1564-1568
4) Kunihara, T et al: Preoperative aortic root geometry and postoperative cusp configuration primarily determine long-term outcome after valve-preserving aortic root repair. J Thorac Cardiovasc Surg 2012 ; 143 : 1389-1395
5) David, TE et al: Aortic root aneurysm: principles of repair and long-term follow-up. J Thorac

Cardiovasc Surg 2010 ; 140 : S14-S19
6) David, TE : Chapter 37. Aortic valve repair and aortic valve-sparing operations. Cardiac Surgery in the Adult, 3rd ed, Cohn, LH ed, McGraw-Hill, New York, 2008, 935-947
7) Anderson, RH : Clinical anatomy of the aortic root. Heart 2000 ; 84 : 670-673
8) Schäfers, HJ et al : Reexamining remodeling. J Thorac Cardiovasc Surg 2015 ; 149（2 Suppl）: S30-S36
9) Yacoub, MH et al : Late results of a valve-preserving operation in patients with aneurysms of the ascending aorta and root. J Thorac Cardiovasc Surg 1998 ; 115 : 1080-1090
10) Erasmi, AW et al : Remodeling or reimplantation for valve-sparing aortic root surgery? Ann Thorac Surg 2007 ; 83 : S752-S756
11) Jeanmart, H et al : Aortic valve repair : the functional approach to leaflet prolapse and valve-sparing surgery. Ann Thorac Surg 2007 ; 83 : S746-S751
12) Lansac, E et al : An aortic ring to standardise aortic valve repair : preliminary results of a prospective multicentric cohort of 144 patients. Eur J Cardiothorac Surg 2010 ; 38 : 147-154
13) Kunihara, T et al : Outcomes after valve-preserving root surgery for patients with Marfan syndrome. J Heart Valve Dis 2012 ; 21 : 615-622
14) Kunihara, T et al : Long-term outcome of valve-preserving root replacement for patients with aortic dissection : a propensity score-matched analysis. Interact CardioVasc Thorac Surg 2013 ; 17 : S92

【Column】—世界の弁形成術のリーダー達—

Magdi Habib Yacoub

　Yacoub教授との出会いは1985年，神戸中央市民病院のレジデント時代に遡る．その翌年，Harefield病院を訪問し，初めて心移植を目の当たりにした．そして1992〜1994年に，心移植と人工心臓の臨床・研究目的の留学で直接の指導を受けた．ドミノ移植を含む心・心肺・肺移植に始まり，心拍動下僧帽弁形成，ホモグラフトを用いた大動脈弁・基部置換，種々の先天性心疾患手術，逆行性脳灌流下の弓部置換術など，日本では経験したことのない独創性に溢れた手術手技とその技量に大いに魅了された．なかでも，「Remodeling手術」は，僧帽弁形成自体も少なかった時代に，大動脈弁温存・形成に果敢に挑戦し確立した術式であった．人工血管に位置，長さともに目算で3ヵ所切れ込みを入れ，弁尖の中央から交連部までザクザクと縫い上がる，あっという間の手術で，弁尖の接合が悪いと躊躇なく「central plication」を置いていた．

　御年79歳，2014年に再会したが，「Prof」は未だ元気で，現在も生体弁の研究に勤しんでいる．NatureやLancetを読みあさる飽くなき探究心と，

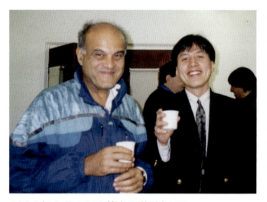

1994年3月13日 筆者の送別会での一コマ
Yacoub教授57歳，筆者36歳．筆者の後方が，現在Brompton NHLIのチーフであるJohn Pepper先生．

その類稀な手術技量，不眠不休で働き続ける姿勢，筆者にとってまさに「世界一の心臓外科医」であり，永遠に届かない手本である．

（荻野　均：東京医科大学心臓血管外科）

ONE POINT ADVICE

reimplantation法とremodeling法の比較，実験

佐々木健一・岩崎清隆[*]

心臓血管研究所付属病院心臓血管外科・[*]早稲田大学理工学術院先進理工学研究科共同先端生命医科学専攻

はじめに

reimplantation法とremodeling法の大きな違いは後者におけるannular supportの欠如であろう．Maselliらは同じ大動脈基部でもreimplantationからremodelingに移行するとValsalva洞径，aorto-ventricular junction (AVJ) 径が有意に拡大し，逆にeffective heightやcoaptation heightが有意に減少したことより，弁尖の形態に及ぼすannular supportの重要性を示唆した[1]．しかし，現在remodeling法でもannuloplasty (AP) の追加によりこの欠点を補うことができる．一方，straight graftを用いると，remodeling法ではValsalva洞を形成するがreimplantation法では形成できないのが欠点といえる．後述するように，Valsalva洞は弁尖ストレスやスムーズな弁尖閉鎖に重要な影響を及ぼすからである．しかし後者でも近年開発されたValsalva graftを使用すればValsalva洞を形成することができる．

したがって弁機能に及ぼす両術式の特徴の詳細が明らかになれば，術式の工夫・改良に結びつき，臨床的貢献が期待される．

本稿では両術式による基部形態の差異が弁機能・弁耐久性・血行動態に与える影響について，前半では現在まで報告された研究の一部を紹介し，後半では筆者らが行っている*in vitro*実験について報告する．

1. reimplantation法とremodeling法に関する弁耐久性評価研究の歴史

弁尖の耐久性評価には大きく分けて次の2種類の研究が存在するのでそれぞれについて紹介する．

a. 大動脈弁挙動評価の研究

大動脈弁挙動評価に関して，弁尖の開閉速度から弁尖の応答性に関する研究がある．1999年にLeyhらは臨床的に心エコーMモードから弁尖挙動を観察記録し，reimplantation法においてrapid valve opening velocityとrapid valve closing velocityが増加し，弁尖の全開放時に対するslow systolic closureの割合が減少していることを示した．一方でremodeling法では，rapid valve opening velocityとrapid valve closing velocityは，コントロール群と差がなく，slow systolic closureの割合も減少しないことを示した．これらの結果から，reimplantation法は，突発的な弁尖の開放と閉鎖を認め，弁尖に与える負荷が大きいと結論付けた[2]．類似した研究を2006年にFriesら，Graeterらが報告している．reimplantation法と比較して，remodeling法が正常な弁の動きと大動脈基部伸長性を保持し，大動脈弁尖にかかる負荷が小さいと結論付けた[3,4]．しかし，これらの報告ではreimplantationモデルにstraight graftを使用しており，現在臨床において主流であるValsalva graftを用いた実験結果ではない．そこで2007年のMatsumoriらの臨床研究では，reimplantation法においてValsalva graftを使用した場合，Valsalva洞の伸長性が正常大動脈とほぼ同等であることが示された[5]．

b. 弁尖にかかるストレスの強度と分布評価の研究

コンピューターシミュレーションにおける有限要素解析 finite element analysis (FEA) と呼ばれる解析方法では，弁尖にかかる応力 (stress) とひずみ (strain) の強度と分布を計算することができる．2000年にGrande-AllenらはFEAを用いてstraight graftとValsalva graftの違いによる弁尖ストレスを計測し，straight graftで弁尖ストレスが増加した結果を報告した[6]．類似した研究を，2001年にBeckら，2008年にKatayamaらも報告している[7,8]．FEAがValsalva洞内のvortex発生を明らかにし，さらにvortexがスムーズな弁尖閉鎖にも関与していることを明らかにした．

2. 静的圧負荷試験

筆者らが作成した静的圧負荷試験の実験概略を**図1**に示す．作成したモデルにチューブを装着し，大動脈側に定常水圧80mmHgと120mmHgがかかる条件のもと，basal ring (BA) 径，Valsalva洞径，sino-tubular junction (STJ) 径を測定した．実験対象モデルは，以下の4種類を各5個準備した．remodelingモデル (J-graft™ (Japan Lifeline Co. Ltd., Tokyo, Japan) 22mm，以下RM)，reimplantation-straight graftモデル (J-graft™ 24mm，以下RI-S)，remodeling-annuloplastyモデル (J-graft™ 22mm＋20mm annuloplasty 以下RM-AP)，reimplantation-Valsalva graftモデル (J-graft™ 24mmからValsalva graft形状に作成したものを使用．以下RI-V)．以下の実験1〜4を施行し，臨床用心臓エコーにて測定した．各計測結果は平均値と標準偏差で表記した．

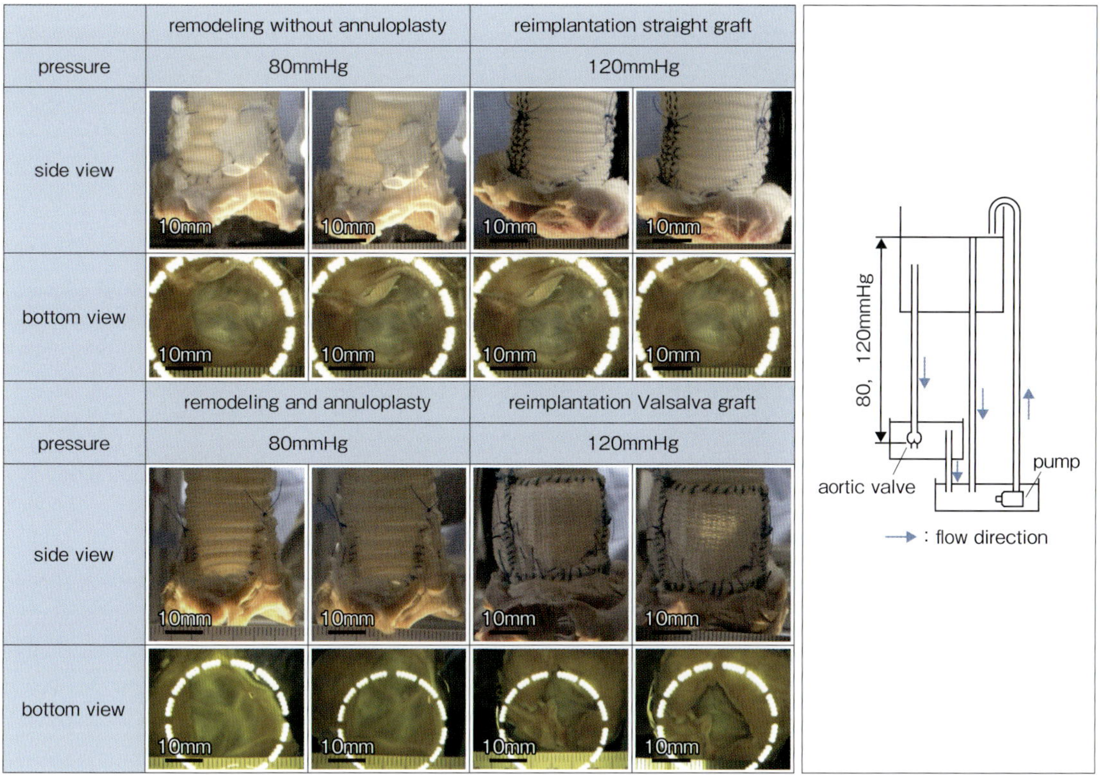

図1 静的圧負荷試験の実験概略

a. 実験1（表1）
1）方法
静的圧負荷試験回路にて，RI-S群とRM群のBR径を計測比較した．未負荷時のBR径は，すべて計測後に弁輪に切開を入れて肉眼的に弁輪径（basal ring）を計測した．
2）結論
RI-S群では，BR径の拡張を抑制した．一方でRM群の弁輪は，静的圧負荷により拡張し，remodeling法単独による弁輪径の縫縮効果はないと考えられた．

b. 実験2（表2）
1）方法
RMモデルに直径20mm内筒を使用しCV-0によるAPを加える前後のBR径，Valsalva径，STJ径を比較した．
2）結論
RM-AP群では，Valsalva径，STJ径もAPにより有意に縮小された．

c. 実験3（表3）
1）方法
RI-S群とRI-V群においてBR径，Valsalva径，STJ径を測定した．

2）結論
RI-V群では，Valsalva径のみ有意に拡大した．

d. 実験4（表4）
1）目的・方法
RI-VとRM-APのValsalva洞/BR比，Valsalva洞/STJ比を比較し，Valsalva洞形態を検証した．
2）結論
RI-Vは，RM-APと比較してValsalva洞膨大部を再現できた結果となった．

以上，筆者らの研究結果からも，remodeling法には弁輪固定力が乏しく，APがそれを補うことが再認識された．また改良されたValsalva graftを用いたreimplantation法では，十分に大きいValsalva洞を有することが明らかになった．

おわりに
reimplantation法とremodeling法は，本来の不足点を補うように現在臨床で用いられているが，その差異を明らかに示す研究はいまだ十分とはいえない．本研究により，現在の両術式のmodificationは有効に機能していることが示唆された．今後Mock回路を用いて拍動流における両術式の詳細な血行動態を明らかに

表1 実験1

	BR 径				
	未負荷時	80 mmHg	120 mmHg	P (未負荷 vs 120 mmHg)	P (80 vs 120 mmHg)
RI-S (mm)	24.0±1.3	20.5±0.8	20.7±1.3	<0.01	0.71
RM (mm)	22.8±1.1	24.4±2.1	25.2±1.6	0.02	0.52

表2 実験2

	80 mmHg			120 mmHg		
RM	AP (−)	AP (+)	p	AP (−)	AP (+)	p
BR		20.9±0.5			21.4±0.6	0.50
Valsalva	27.8±2.1	25.1±2.0	0.06	28.5±2.0	25.3±2.1	0.03
STJ	25.8±1.8	22.6±1.0	0.01	25.4±2.2	22.5±1.2	0.04

表3 実験3

	80 mmHg			120 mmHg		
	RI-S	RI-V	p	RI-S	RI-V	p
BR	20.5±0.8	21.3±0.7	0.13	20.7±1.3	21.8±1.2	0.18
Valsalva	23.8±1.0	31.8±1.9	<0.01	23.9±0.8	32.7±1.9	<0.01
STJ	24.4±0.6	24.7±1.3	0.68	24.7±0.8	25.0±1.8	0.84

表4 実験4

	80 mmHg			120 mmHg		
	RI-V	RM-AP	p	RI-V	RM-AP	p
Valsalva/BR	1.49±0.07	1.22±0.09	<0.01	1.50±0.05	1.21±0.08	<0.01
Valsalva/STJ	1.29±0.13	1.10±0.07	0.03	1.32±0.17	1.13±0.08	0.05

していく予定である．より生理的な大動脈基部を再現し，弁尖に対するストレスを最小限に抑える術式を開発するために，今後のさらなる研究が期待される．

文献

1) Maselli, D et al：Differences in aortic cusp coaptation between the reimplantation and the remodeling techniques of aortic valve-sparing surgery：an in vitro porcine model study. J Thorac Cardiovasc Surg 2014；147：615-618
2) Leyh, RG et al：Opening and closing characteristics of the aortic valve after different types of valve-preserving surgery. Circulation 1999；100：2153-2160
3) Fries, R et al：In vitro comparison of aortic valve movement after valve-preserving aortic replacement. J Thorac Cardiovasc Surg 2006；132：32-37
4) Graeter, TP et al：In-vitro comparison of aortic valve hemodynamics between aortic root remodeling and aortic valve reimplantation. J Heart Valve Dis 2006；15：329-335
5) Matsumori, M et al：Comparison of distensibility of the aortic root and cusp motion after aortic root replacement with two reimplantation techniques：Valsalva graft versus tube graft. Interact Cardiovasc Thorac Surg 2007；6：177-181
6) Grande-Allen, KJ et al：Re-creation of sinuses is important for sparing the aortic valve：a finite element study. J Thorac Cardiovasc Surg 2000；119：753-763
7) Beck, A et al：Stress analysis of the aortic valve with and without the sinuses of Valsalva. J Heart Valve Dis 2001；10：1-11
8) Katayama, S et al：The sinus of Valsalva relieves abnormal stress on aortic valve leaflets by facilitating smooth closure. J Thorac Cardiovasc Surg 2008；136：1528-1535

第Ⅱ章　各論

4. annuloplastyの種類，成績

國原　孝　心臓血管研究所付属病院心臓血管外科

はじめに

大動脈弁に対する弁輪形成術は実は古くから試されてはいるものの，さまざまな理由により標準化されるには至っていない．しかし近年大動脈弁形成術が盛んに行われるようになり，弁輪拡大が再発の危険因子ということが明確になるにつれ，弁輪形成術が重要なオプションと認識され，さまざまな方法が提唱されるようになった．本稿ではそれらを整理・分類し概説を加え，それぞれの短所，長所を浮き彫りにしていく．

1　術式の変遷

現在までに行われている大動脈弁輪形成術を実験段階のものも含めると表1のように分類できる．

a. suture annuloplasty（図1）

1）external annuloplasty

Taylorらは1958年にすでに心拍動下に大動脈弁輪を外側から縫縮する，"aortic circumclusion"法を11例に応用している．しかしこの方法はしばらく日の目を見ることはなく，再び脚光を浴びるようになったのはその半世紀後にHomburg groupらが多数例に応用してからである（図1c）[1]．当初はaortic root remodeling法（remodeling）に欠けているannular stabilizationの意味合いが強かったが，簡便であることより弁輪拡大を伴う単独弁形成症例にも積極的に用いられるようになった．

2）internal annuloplasty

1966年にCabrolらが提唱したsubcommissural annuloplastyは，その簡便さより広く行われるようになり[2]，1988年にDuranらが，1991年にCosgroveらがその有用性を報告している（図1b）．しかしこの方法は部分的に弁輪を縫縮するため再発のリスクが高く，不均一な縫縮が弁尖の動きに与える悪影響やフェルトプレジェットが惹起する炎症などの問題より，最近あまり行われなくなった．2007年にKollarらは同様の方法を大動脈の外側から応用しており（図1d）[3]，2011年にManginiらはinter leaflets triangleの半分の高さを縫縮すれば弁輪径を14％小さくできると報告しているがいずれも一般化していない．

これらの欠点を補うように1983年にCarpentierが[4]，1997年にはHaydarら[5]が大動脈弁付着部に沿ってU字連続縫合を置いて弁輪縫縮する方法を提唱しており，いずれも遠隔成績が不明であったが，2014年にSchöllhornらがこの方法をmodifyして良好な成績を報告している（図1a）．

b. partial band annuloplasty（図2）

先述したHaydarらは当初グルタールアルデヒド処理した3本の自己心膜stripを用いてU字連続縫合を補強していた（図2a）[5]．DavidはDavid-Ⅲとしてremodeling法11例にfi-

表1 annuloplasty の分類

	suture		partial band	ring	
	full	partial		rigid	flexible
internal	Carpentier Haydar Schöllhorn	Cabrol Mangini	(Haydar)	Duran* Rankin Richardt*	Izumoto Fattouch Scharfschwerdt*
external	Taylor Schäfers	Kollar	David	Hahm	Reimold*	Kawazoe Gogbashian* Scharfschwerdt* Lansac

*only animal study

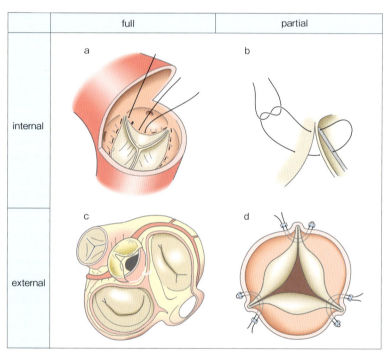

図1 suture annuloplasty の種類
a：大動脈弁付着部に沿うU字連続縫合による弁輪縫縮（文献4）より引用改変）
b：いわゆる subcommissural annuloplasty（文献2, 5）より引用改変）
c：external circular suture annuloplasty（文献1）より引用改変）
d：大動脈の外側からのsubcommissural annuloplasty（文献3）より引用改変）

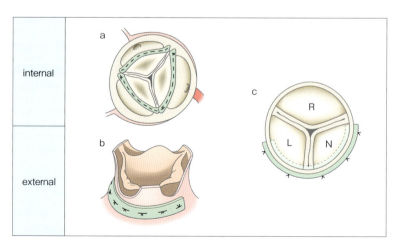

図2 partial band annuloplasty の種類
a：3本の自己心膜 strip で補強したU字連続縫合による弁輪縫縮（文献5）より引用改変）
b：fibrous portion のみを Dacron strip で部分的に補強する方法（文献6）より引用改変）
c：fibrous portion のみ non-expansible strip で内側と外側の両方から補強する方法（文献7）より引用改変）
R：右冠尖，L：左冠尖，N：無冠尖

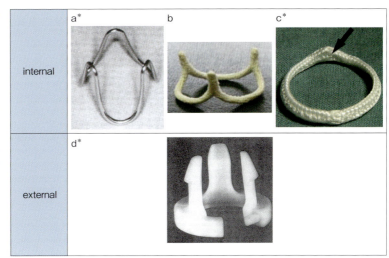

図3 rigid ring annuloplasty の種類
a：弁輪の形状に合わせたチタニウムを Dacron で覆った internal ring (sigmoid ring)（文献8）より引用改変）
b：楕円形をした HAART 300 internal rigid annuloplasty ring（文献9）より引用改変）
c：soft Dacron で覆われた rigid internal ring. 矢印部位を右-無冠動脈洞間に用い房室ブロックを予防（文献17）より引用改変）
d：ステンレスもしくはアクリルプラスチックでできた external ring（文献10）より引用改変）
*only animal study

brous portion のみを Dacron strip で外側から部分的に補強しており（図2b）[6]．Hahm らは non-expansible strip を内側と外側の両方から補強する方法を23例に応用しているが（図2c）[7]，部分的な補強は弁輪拡大抑止効果が不十分と考えられる．Hahm らの方法は "comprehensive aortic root and valve repair (CARVAR)" と呼ばれ，後に397例行われている．

c. ring annuloplasty

1) rigid ring（図3）

Duran らは1993年に弁輪の形状に合わせたチタニウムを Dacron で覆った internal ring (sigmoid ring) を開発して動物実験を行っている（図3a）[8]．同様のコンセプトは後に Rankin らの動物実験を経て臨床応用されるに至っている（図3b）[9]．

一方，Reimold らは1994年にステンレスもしくはアクリルプラスチックでできた external ring を動物実験に応用しているが，臨床応用されるには至っていない（図3d）[10]．

2) flexible ring（図4）

Kawazoe らは当初グルタールアルデヒド処理したウマ心膜を用いて外側より基部全体を覆うようにしていたが（図4d）[11]，2002年に ePTFE (expanded polytetrafluoroethylene) strip を弁の直下に U 字結節縫合で固定することにより弁輪縫縮する方法を発表し，遠隔成績も報告している（図4a）[12]．Fattouch らは2011年に flexible band を用いて同様の internal subvalvular annuloplasty を45例に臨床応用し，3ヵ所の commissure を固定する足のついた冠状の sino-tubular junction (STJ) annuloplasty band と併用し良好な成績を報告している（図4b）[13]．

一方，Gogbashian らは2007年にサイズを調整可能なループ式のナイロンバンドで基部を外側から締める動物実験を行い，逆流の制御に有用であったと報告しているが臨床応用には至っていない（図4e）[14]．現在臨床で最も多く使われている ring は Lansac らが2005年に提唱した external expansible subvalvular aortic ring であろう（図4g）[15]．彼らはすでに remodeling 法に ring を追加した手術後の良好な中期成績を報告しており，現在その遠隔期に及ぼす効果を CAVIAAR study において機械弁による基部置換症例と比較中である．

なお，Scharfschwerdt らの2011年の動物実験によると flexible な external ring（図4f）と internal ring（図4c）では後者の方が大動脈弁逆流の制御に有利であったことより[16]，同じ

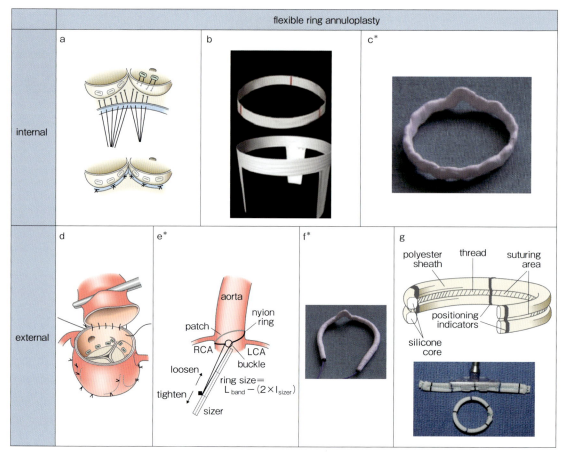

図4 flexible ring annuloplasty の種類
a：ePTFE（expanded polytetrafluoroethylene）strip を弁の直下に U 字結節縫合で固定して弁輪縫縮する方法（文献 12）より引用改変）
b：Internal subvalvular annuloplasty と STJ annuloplasty band を併用する方法（文献 13）より引用改変）
c：上に凸の部位を右-無冠動脈洞間に用い房室ブロックを予防する flexible internal ring（文献 16）より引用改変）
d：グルタールアルデヒド処理したウマ心膜を用いて外側より基部全体を覆う方法（文献 11）より引用改変）
e：サイズを調整可能なループ式のナイロンバンドで基部を外側から締める方法（文献 14）より引用改変）
f：上に凸の部位を右-無冠動脈洞間に用い房室ブロックを予防する flexible external ring．左-右冠動脈洞間で糸を結紮する（文献 16）より引用改変）
g：external expansible subvalvular aortic ring（文献 15）より引用改変）
*only animal study

グループでは rigid internal ring を動物実験でさらに検証中である（図 3c）[17]．

2 適応と禁忌

弁輪拡大が remodeling 術後の不良な成績の一因であるということを根拠として，Lansac らは弁輪径 25 mm 以上，Schäfers らは 27 mm 以上で annuloplasty を追加しているが，例えば remodeling 法に external suture annuloplasty を追加するのは非常に簡便なので，遠隔期の拡張予防の意味合いで近年ではほぼ全例に施行しているようである．単独弁形成症例でも，より良い cusp coaptation を得るために積極的に追加しても良いものと思われる．

禁忌は大動脈弁狭窄のおそれがある弁輪拡大のない 1 尖弁や 2 尖弁であろう．とりわけ subcommissural annuloplasty はこれらの症例

で狭窄を起こす可能性が高く，適応には慎重になるべきである．

3 長所・短所

　external suture annuloplasty の長所は簡便で，剝離も少なく，均等に締められることであろう．したがってサイズの変更が容易で，弁置換時は容易に除去できる．逆に短所は，とりわけ basal ring と aorto-ventricular junction (AVJ) の乖離が大きい右冠動脈洞（平均 6.2mm）では締める部位が後者にある点である．また，2尖弁の単独弁形成では弁の角度を180°に調整することなどが不可能な点も短所といえよう．

　internal annuloplasty の長所は，subcommissural annuloplasty を除き，確実に basal ring を縫縮できる点であろう．基部の剝離が全く不要な点も，とりわけ単独弁形成例では大きな魅力であろう．また，ring を使う例では2尖弁の角度の調整も容易である．逆に短所は，弁の付着部に糸を通すので，弁尖の動きに与える悪影響や炎症，erosion，血栓などの危惧は払拭できない．とりわけ rigid ring では，個々人で弁輪の形態は微妙に異なるため，弁輪にかかるストレスは無視できないであろう．また，1本の連続 mattress suture では抵抗が大きく，均等に縫縮しているかどうか確認が必要である．

　external ring annuloplasty は basal ring に糸をかけるので，最も確実な方法であろう．remodeling 法と組み合わせても，その長所である基部の distensibility が保たれる利点がある．短所は basal ring まで剝離しなければならない点で，paper-thin right coronary sinus wall や単独弁形成症例では手技がやや複雑，困難になる点である．

　internal であれ external であれ annuloplasty は大動脈弁の開閉速度を速めることが知られている．基部のコンプライアンス低下や内径の減少による血行動態の変化などがその原因と考えられるが，臨床的意義はまだ不明である．形態学的には先述のように internal annuloplasty のほうが external のそれと比較して coaptation depth を増やすという報告もあれば，同等であるという報告もある．しかし少なくとも両者とも subcommissural annuloplasty と比較すれば弁口面積を有意に減少させ，圧較差が有意に上昇し，弁輪縫縮という観点で有用であることは間違いないであろう．

4 手技の実際

　ここでは，現在多施設で実際に広く臨床応用されている3種類の方法について述べる．

a. external suture annuloplasty

　大動脈基部を少なくとも AVJ まで剝離の後，CV-0糸をまず左右冠動脈洞間の交連部の弁輪外側にかける．次に左冠洞の弁輪外側に1〜2針，無冠洞のそれに1針かけて中央で終える．反対側を同様に右冠洞の弁輪外側に1〜2針，無冠洞のそれに1針かけて終えるが，この部位はほとんどの例で basal ring ではなく AVJ を運針することになる．運針の深さは，糸がずれないように，浅くすくうだけで十分である．弁口に Hegar を入れ，remodeling に使ったグラフトサイズの1サイズダウンに縫縮する．単独弁形成では例えば Capps らの報告[18]に従い体格に応じた標準弁輪径にしてもよいし，実測した geometric height より，目標とする effective height を確保するための弁輪径を算出してもよいであろう．

b. external expansible subvalvular aortic ring

　この場合，ring を入れるために基部を basal ring まで剝離しなくてはならない．次に6針の2/0 coated polyester suture を各弁輪の nadir 直下と交連で中から外へU字に刺出する．ただし右冠洞と無冠洞の間の交連のみ房室ブロック予防のために外側だけにかけるようにする．リングのサイズは人工血管の1mmサイズダウンとするが，リングがない場合は簡便に remodelingに使用した人工血管を輪切りにして使用してもよい．最後にこれらの糸をリングに均等に刺入して結紮する．2尖弁の場合に角度を180°に調整したい場合はリングの二等分に合わせて糸をかける．単独弁形成時には割の入ったリングを使用し，最後に両端を結合する．

c. internal rigid hemispherical ring

このリングの最大の特徴は生理的な弁輪の形状を模して楕円形であることである．19，21，23，25 mmのサイズがあり，弁尖の自由縁長よりサイズを決定するが，最も小さな弁尖にサイズを合わせるようにする．プレジェット付きの4/0 polypropyleneでCabrol stitchを置き，その左室側の部分をリングの交連部に通す．次に各交連間に2針ずつ4/0 polypropyleneを大動脈側から左室側に刺入し，リングをくぐらせてから（刺さずに）再び左室側から大動脈側に刺出し，プレジェットの上で結紮する．弁との干渉を避けるため，プレジェットは薄く細いものを選び，糸を短く切ることはいうまでもない．

5 私のコツ

external suture annuloplastyの三大合併症は冠動脈回旋枝の閉塞・狭窄，房室ブロック，心室中隔穿孔である．したがって右-無冠動脈洞間の交連部には一切糸をかけていない．単独弁形成症例では大動脈をSTJ直上で必ず離断し，両冠動脈の下を十分剝離し，運針が弁輪のすぐ外側であることを内側から目視しながら進めている．左右冠動脈洞間の交連部は肺動脈幹との間を十分剝離して十分深い部分を運針するようにし，糸が末梢側に浮き上がってこないように留意している．また，結び目の最後にslip防止のhemoclipをかけている．

6 成績

いずれも歴史が浅く症例数も少なく，術式も多彩に及ぶため，弁輪形成単独の効果は評価しにくい．現時点で臨床報告されている主なものについて「1．術式の変遷」に従って述べる．

a. 1) AicherらはAVJ＞27 mmの弁輪拡大を伴う2尖弁患者193例にexternal suture annuloplastyを追加し，3年再手術回避率が単独弁形成の84％に対して92％に改善したと報告している[1]．

a. 2) Aicherらは2尖弁316例中100例にsubcommissural annuloplastyを施行し，それが単変量解析で有意な再手術の危険因子であり，AVJ＞28 mmの弁輪拡張例に限ってもその追加は成績を改善できなかったと報告している．

de Kerchoveらも2尖弁53例中46例（87％）にsubcommissural annuloplastyを施行し，それとmatchingしたreimplantation法を施行した53例と比較し，再手術回避率（90±8％対100％）や2度以上の大動脈弁逆流回避率（77±14％対100％）が有意に低いだけでなく，25 mmHg以上の大動脈弁圧較差を生じた症例が有意に増加していた（30％対13％）と報告している．

同じBrusselsのグループはその後2尖弁に対してsubcommissural annuloplastyを施行した53例とreimplantation法を施行した65例を比較し，単変量解析で前者が再手術や1度以上の大動脈弁逆流再発の有意な危険因子であると報告している．とりわけAVJが30 mm以上ではsubcommissural annuloplasty後の1度以上の大動脈弁逆流再発回避率が極端に悪く，本法の限界を示唆している．なお，同グループのその後の検証では3尖弁でも同様の結果が得られ，AVJが28 mm以上ではreimplantation法を推奨している．

Schöllhornらはinternal suture annuloplastyを22例に応用し，1年後のfollow upが可能な16例中2例で大動脈弁逆流の程度が1度増加したが，再手術はなかったと報告している．

b. Davidはremodeling症例41例中11例でfibrous portionを補強し，Hahmらは単独弁形成あるいは上行大動脈置換術を併施した69例中23例に同様のサンドイッチ補強をしたが，

annuloplasty 単独の成績は明らかでない[6,7].後者はその後の 397 例の 3 年間の follow up における検討で 1 年累積再手術率が 5.65％/年と望ましくない結果が判明している.

c.1) HAART 300 internal rigid annuloplasty ring を用いた多施設共同研究では平均 0.9 年の follow up 中, 65 例中 3 例 (4.6％) が大動脈弁置換術を受け, 1 例 (1.5％) が術後 1 週間に再形成術を受け, 5 例 (7.7％) に 2～3 度の大動脈弁逆流を認めた. 再手術の原因は, 感染性心内膜炎 1 例, ring dehiscence 1 例, leaflet tear 2 例と, 危惧していた internal ring の短所が露見した結果であった.

c.2) Izumoto らは 19 例に ePTFE strip を用いた subvalvular internal annuloplasty と leaflet suspension を施行し, 48 ヵ月後の再手術回避率が 88.9±7.4％と報告している. 同じグループは remodeling 手術に同様の annuloplasty を追加して 2 例に遠隔期に弁置換を要し, 5 年再手術回避率が 82.5±11.3％であったと報告している.

Fattouch らは 45 例に internal subvalvular annuloplasty と STJ annuloplasty band を併用し平均 22 ヵ月の follow up で再手術はなかったとしている[13].

Lansac らは 144 例の remodeling 手術に external expansible subvalvular aortic ring を組み合わせて 3 年再手術回避率が 93.3％であり, cusp repair が多変量解析で有意な再手術抑制因子 ($p=0.037$) であったと報告している. このことは同様の手術 187 例を cusp repair に対する strategy 別に解析して証明している. median 2 年の follow up 中の再手術 9 例中, 6 例が目視による形成群 (8.1％), 3 例が弁尖の長さを積極的に調整した群で (4.8％), effective height を指標にして弁尖の長さを積極的に調整した群では再手術はなかったとしている.

おわりに

大動脈弁形成術に対する理解が深まるにつれ, annuloplasty が重要な役割を占めるようになり, 本稿にあげたようにさまざまな方法が提唱されてきた. それぞれに一長一短があるものの, 現在までに報告されている臨床成績はおおむね良好といえる. しかし, いまだ数が少なく, 観察期間も短く, 主に一部の経験の多い施設で行われているのが現状であり, その優劣を判断するのはまだ時期尚早である. どの方法が reproducible, effective で標準術式となりうるのか, 今後の注意深い検証が待たれる.

文献

1) Aicher, D et al：Early results with annular support in reconstruction of the bicuspid aortic valve. J Thorac Cardiovasc Surg 2013；145：S30-S34
2) Cabrol, C et al：Treatment of aortic insufficiency by means of aortic annuloplasty. Arch Mal Coeur Vaiss 1966；59：1305-1312
3) Kollar, A：Valve-sparing reconstruction within the native aortic root：integrating the Yacoub and the David methods. Ann Thorac Surg 2007；83：2241-2243
4) Carpentier, A：Cardiac valve surgery — the "French correction". J Thorac Cardiovasc Surg 1983；86：323-337
5) Haydar, HS et al：Valve repair for aortic insufficiency：surgical classification and techniques. Eur J Cardiothorac Surg 1997；11：258-265
6) David, TE：Aortic root aneurysms：remodeling or composite replacement? Ann Thorac Surg 1997；64：1564-1568
7) Hahm, SY et al：Novel technique of aortic valvuloplasty. Eur J Cardiothorac Surg 2006；29：530-536
8) Duran, CM et al：New prosthetic ring for aortic valve annuloplasty. Cardiovasc Surg 1993；1：166-171
9) Rankin, JS et al：In vivo testing of an intra-annular aortic valve annuloplasty ring in a chronic calf model. Eur J Cardiothorac Surg 2012；42：149-154
10) Reimold, SC et al：An external aortic root device for decreasing aortic regurgitation：in vitro and in vivo animal studies. J Card Surg 1994；9：304-313
11) Kawazoe, K et al：Annuloaortic repair in the treatment of aortic regurgitation and aortic root pathology. Surg Today 2001；31：27-31
12) Izumoto, H et al：Subvalvular circular annuloplasty as a component of aortic valve repair. J Heart Valve Dis 2002；11：383-385
13) Fattouch, K et al：New technique for aortic valve functional annulus reshaping using a handmade

prosthetic ring. Ann Thorac Surg 2011;91:1154-1158
14) Gogbashian, A et al : Correction of aortic insufficiency with an external adjustable prosthetic aortic ring. Ann Thorac Surg 2007;84:1001-1005
15) Lansac, E et al : An expansible aortic ring for a physiological approach to conservative aortic valve surgery. J Thorac Cardiovasc Surg 2009;138:718-724
16) Scharfschwerdt, M et al : In vitro investigation of aortic valve annuloplasty using prosthetic ring devices. Eur J Cardiothorac Surg 2011;40:1127-1130
17) Richardt, D et al : A novel rigid annuloplasty ring for aortic valve reconstruction:an in vitro investigation. Ann Thorac Surg 2014;97:811-815
18) Capps, SB et al : Body surface area as a predictor of aortic and pulmonary valve diameter. J Thorac Cardiovasc Surg 2000;119:975-982

【Column】―世界の弁形成術のリーダー達―

Hans-Joachim Schäfers

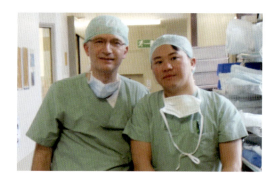

Professor Hans-Joachim Schäfersは1957年ドイツNordrhein-Westfalen州のLünenでお生まれになり1982年Essen大学を卒業，主にHannover Medical Schoolで外科のトレーニングを積みました．Toronto大学へ呼吸器外科フェローとして留学しています（1987-1988）．外科専門医（1989），血管外科専門医（1991），胸部心臓外科専門医（1991）を取得の後，1995年からSaarland大学医学部附属病院（UKS）胸部心臓血管外科学の主任教授を務めておられます．またスペインMalaga大学やイスラエルTel Aviv大学の客員教授を兼任されています．今や大動脈弁形成術やremodeling法による大動脈弁温存大動脈基部置換術では世界の第一人者です．

大動脈弁形成術においては2006年，effective height（EH）の概念を提唱し，2010年には健常者のEHを計測することで基準値を示しました．大動脈基部のdimensionを計測し，感覚的ではなく数学的に裏づけされた大動脈弁形成術は革命的といえます．EHを計測するSchäfers caliperをご存じでない読者の方はいらっしゃらないでしょう．remodeling法はすでに700例以上の経験を有し，虚血性僧帽弁閉鎖不全症に対するring and stringや慢性血栓塞栓性肺高血圧症の外科治療においても豊富な経験を持ちます．

日常臨床では成人心臓外科のほか小児心臓外科から呼吸器外科，末梢血管外科と多彩な手術をこなしています．ヨーロッパ肺移植のパイオニアと考えられており（1993年Presidential Award of the International College of Chest Physicians），今もUKSでは年間20例程度の肺移植が行われています．

学術論文は共著を含め300本以上あり，5冊のtextbookを執筆し数多くの有名学術誌のreviewerやeditorを務めており学術的業績も枚挙にいとまがありません．カンファレンスや手術，回診などの臨床現場では非常に厳格で，スタッフは常に緊張感をもって診療にあたっています．プライベートでは4人のお子さんに加え一匹の犬がおり，休暇はスペインやイタリアで良き父親として家族と穏やかに過ごしています．

（浅野　満：
　　　　　　総合病院聖隷三方原病院心臓血管外科）

【Column】―世界の弁形成術のリーダー達―

Emmanuel Lansac

Dr. Emmanuel Lansac は Department of Cardiac Pathology of the Institut Mutualiste Montsouris（パリ，フランス）にて活躍している心臓外科領域の senior specialist です．最近の彼の主な研究テーマは，弁尖病変を伴った大動脈基部疾患（瘤 and/or 単独大動脈弁閉鎖不全）に対する大動脈弁形成術です．2000 年には C. Duran 教授，C. Acar 教授とともに The International Heart Institute of Montana Foundation（モンタナ州，アメリカ）において大動脈基部の血行動態に関する研究を行いました．それ以降も，Publique Hôpitaux de Paris の協力の元，特許を取得した新しいデバイスである伸縮性のある大動脈弁リングを用いた弁輪形成術で，生理的なアプローチによる大動脈弁形成術の開発と評価の研究を続けております．同メソッドを用いた大動脈弁形成術患者 130 名，および機械弁を用いた Bentall 手術患者 131 名を多施設で前向きに比較検討した CAVIAAR trial（CAVIAAR：Conservative Aortic Valve surgery for aortic Insufficiency and Aneurysm of the Aortic root）では中心的役割を担っております．また彼は Aortic Valve Repair working group of Heart Valve Society を主催し，国籍は問わず臨床医や研究者を集めその経験や知識を共有しています．

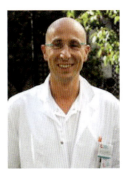

現在，大動脈弁形成における国際的多施設前向き研究である AVIATOR（Aortic Valve insufficiency and ascending aorta aneurysm InternATiOnal Registry）が始動しており，大動脈弁形成をより明確にそして標準化するための鍵となることが期待されております（http://shvd.org/Working-Groups/AV-repair/）．

Dr. Lansac は毎年パリで Aortic Valve Repair：a step by step approach を開催，EACTS コースまたはシンポジウムにおいても大動脈弁形成術の指導にあたり，尽力してこられました．御結婚された後には，息子さんにも恵まれました．彼は，仕事およびプライベートどちらにおいても，関係する社会的政策には深く興味を持っています．

(Isabella Di Centa)

日本語訳：関　雅浩（心臓血管研究所付属病院）

Dr. Emmanuel Lansac is a senior specialist in cardiac surgery, in the Department of Cardiac Pathology of the Institut Mutualiste Montsouris, in Paris, France. His main topic of interest is aortic valve repair surgery for dystrophic aortic roots (aneurysms and/or isolated aortic insufficiency). In 2000, he worked on research on dynamics of the aortic root with Pr. C. Duran and Pr. C. Acar at The International Heart Institute of Montana Foundation, Missoula, Montana, USA. Since then his research focuses on development and evaluation of a physiological approach to aortic valve repair, based on an expansible aortic ring annuloplasty, a new medical device he patented with Assistance Publique Hôpitaux de Paris. He is the main investigator of the French prospective multicentric CAVIAAR trial comparing this aortic valve repair approach (130 patients) with the mechanical Bentall procedure (131 patients) (CAVIAAR Conservative Aortic Valve surgery for aortic Insufficiency and Aneurysm of the Aortic Root). He chairs Aortic Valve Repair working group of Heart Valve Society, which aims to gather international physicians and scientists involved in development of aortic valve repair with the goal to combine forces and share experience in order to advance knowledge in this field.

An international prospective multicentre registry of aortic valve repair, AVIATOR (**A**ortic **V**alve insufficiency and ascending aorta aneurysm **I**nter**nATiO**nal **R**egistry), has been settled, as it will play a key role to clarify and standardize the place of repair in aortic valve surgery (http://shvd.org/Working-Groups/AV-repair/).

Dr. Lansac is involved in teaching aortic valve repair during EACTS courses and symposia, such as the one he organizes yearly in Paris, Aortic Valve Repair：a step by step approach (www.caviaar.com). He is married and has a son. Both in his work and life, he is deeply interested in social politics.

(Isabella Di Centa： Institut Mutualiste Montsouris)

ONE POINT ADVICE

その他の大動脈弁温存基部置換術
─Florida sleeve 手術─

澤﨑 優
小牧市民病院心臓血管外科・弁膜症センター

はじめに

　自己弁温存基部置換術は，Yacoub の remodeling[1]と David の reimplantation[2]が標準的な術式である．手技も安定し，遠隔成績も良好なことから一般的に採用されるようになってきている．しかし，手技が複雑であるため心停止時間が長くなるという欠点があり，例えば，Marfan 症候群の僧帽弁形成術や大動脈弓部置換術同時施行例などでは問題となる．

　2005 年，Florida 大学の Hess は簡便な自己弁温存基部置換術を報告した[3]．拡張した Valsalva 洞を切除せずに，大動脈基部を筒状の人工血管で外側から覆い，sino-tubular junction（STJ），Valsalva 洞，大動脈弁輪を縮小するという方法である．この方法により，大動脈基部が縮小され，併存する大動脈弁閉鎖不全症（大動脈弁逆流 aortic regurgitation；AR）も減少あるいは消失する．ただし，Brussels group の Type II のような逸脱弁尖には適用できず，Type I の正常な弁尖の大動脈弁で基部拡大が AR の原因であるものに適応となる．

1. 手術方法

　大動脈は STJ のやや上部で横切する．外側は，左右冠状動脈の周囲から弁輪にかけて十分に剝離する．弁輪下部の 2～3 mm の位置で水平に 3 ヵ所の交連部下部と無冠尖下部にプレジェット付き水平マットレスをかける．人工血管の sleeve を右冠動脈のスリットに合わせて，仮に被せて左冠動脈のスリットの位置を決める．先ほどのアンカースーチャーを sleeve に通して弁輪径が過縮縮にならないようにヘガールを内挿して結紮する（図 1）．冠動脈を通した穴の下部の人工血管を縫合する．3 ヵ所の交連部は正しい位置に来るように注意し，sleeve と STJ レベルで連続水平マットレス縫合する．これと上行大動脈置換用の人工血管を縫合する（図 2）．

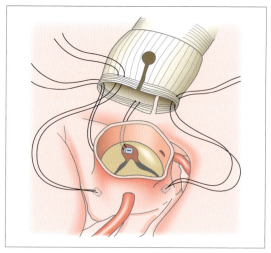

図 1 アンカースーチャーの通し方
弁輪下の糸は 3 ヵ所の交連部の下方と無冠尖の下方 2～3 mm の位置に同じ水平面の位置に水平マットレスを大動脈基部の外側へと通す．sleeve を右冠動脈のスリットに合わせ，その糸を sleeve 下端に通し，左冠動脈に合わせてスリットを入れ，冠動脈の穴を開ける．

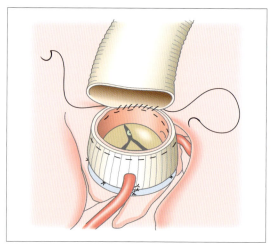

図 2 交連部の位置決め
交連部が正しい位置に来るように STJ の高さで大動脈と sleeve とを連続水平マットレスで縫合する．

2. 成績

　18 例ではあるが，Hess は 3 年の成績を報告している[4]．左室拡張末期径は術前 51.6±7.4 mm が，術後は 49.7±6.3 mm（p=0.05）と縮小し，1 年後は 47.1±6.3 mm に縮小し（p=0.008），2～3 年後も変化はなかった．左室収縮末期径は術前 35.2±7.6 mm から，術後 32.9±7.0 mm に縮小し（p=0.002），1 年後は，

30.7±5.6mmに縮小し（p＜0.001）2～3年後も変化はなかった．ARのgradeは術前2.61±0.78から，術後1.39±0.85に減少した（p＜0.001）．1年後は1.39±0.84に保たれ，2年後1.72±0.89に増加し（p＝0.03），3年後は1.67±0.50に減少した（術後に比してp＝0.59）．

3．考察

著者らは17年前，40歳女性．Marfan症候群，活動期感染性心内膜炎，45mmの大動脈基部拡大，軽度ARに対し，僧帽弁形成術に加えてFlorida sleeve類似の方法を行った経験がある．川副らのcorset repairという方法で，異種心膜を用いて大動脈基部を外側から補強する方法である．術後17年間Valsalva洞は40mmより拡大せず，大動脈解離やARもない．Florida sleeveの遠隔成績にも期待が持てる症例であった．ただ，両側冠動脈の起始部が術後1ヵ月で狭窄をきたし，冠動脈バイパス術を追加した．冠動脈の狭窄の問題はFlorida sleeveでも生じそうであるが，18例の中ではみられなかった．2例に房室ブロックを合併し，ペースメーカーを要している点は，膜性中隔付近の運針の位置に問題がある可能性がある．大動脈基部拡大の程度が大きいと人工血管のsleeveの中でValsalva洞壁が皺になってしまうこと，ARの程度が強いとある程度の遺残ARを残しそうなことから，基部拡大の程度の軽い中等度以下のcentral ARによい適応であるように考えられる．

おわりに

Florida sleeve法は大動脈基部拡大を伴うType I ARに対する大動脈弁温存基部置換術のもう一つの方法として適用できる簡便な術式である．特に複合手術症例では虚血時間の短縮にも有用である．しかし，観察期間が3年と短く，慎重に症例を重ねていく必要がある．

文献

1) Yacoub, MH et al：Results of valve conserving operations for aortic regurgitation. Circulation 1983；68：311-321
2) David, TE et al：Results of aortic valve-sparing operations. J Thorac Cardiovasc Surg 2001；122：39-46
3) Hess, PJ et al：The Florida sleeve：A new technique for aortic root remodeling with preservation of the aortic valve and sinuses. Ann Thorac Surg 2005；80：748-750
4) Hess, PJ et al：Early outcomes using the Florida sleeve repair for correction of aortic insufficiency due to root aneurysms. Ann Thorac Surg 2009；87：1161-1169

【Column】 ―世界の弁形成術のリーダー達―

D. Craig Miller

筆者は1993年3月から3年半，Carl And Leah McConnel Research Fellowとしてお世話になった．

Stanford分類で有名なMiller先生は胸部大動脈手術や基部再建術でも定評があり多数の患者が全米から来られた．技術は鮮やかと言いたいところであるが，筆者は先生が術者側に立たれる姿を見たことがないためそれは想像の世界である．常にレジデントに執刀させ，それでいて難手術，高度な手術を成功させ，世界へ発信し続ける，これが先生の真骨頂であった．

先生は直弟子であるScott Mitchell先生や放射線科のM. Dake先生らと協力してTEVARを実用化させ，その成果は1990年代前半にはNEJM誌に発表されている．

Miller先生といえば生理学の実験研究，特に左室ねじれ運動の解析で全米のトップクラスであった．当時すでにメカニクスを中心とした生理学は斜陽産業でNIHのグラントも取りづらく本格的ラボは少数であった．筆者は虚血性僧帽弁閉鎖不全症のジオメトリー研究と術式の開発をするにはここしかないとアプライした．動物モデルを開発し多くの論文が生まれ，その後，長期にわたってMillerラボのメインテーマにして頂いたのは光栄であった．先生は動物実験でも若手に必ず執刀させるのが常であった．このラボから多数の教授を世界に輩出していった．

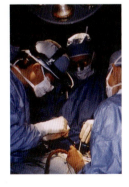

D. Craig Miller先生は究極のAcademic Surgeon，最高の外科教育者，そしていつも沈思黙考する哲学者であったと思う．若い読者の目標になれば幸いである．
（米田正始：
　　仁泉会病院・野崎徳洲会病院心臓血管外科）

ONE POINT ADVICE

Valsalva graft の功罪

清水 篤
榊原記念病院心臓血管外科

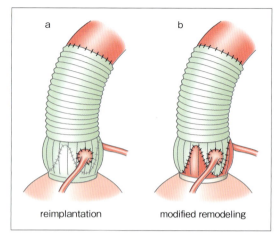

図1 Valsalva graft を用いた基部置換
a：Valsalva graft を用いた reimplantation 法，b：Valsalva graft を用いた remodeling 法に人工血管の一部で作成したリングを用いて大動脈弁輪部を外側から固定した modified remodeling 法

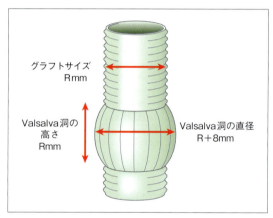

図2 Valsalva graft のデザイン
Valsalva graft の Valsalva 洞の高さはグラフトサイズと同じ，Valsalva 洞の直径はグラフトサイズに8mmを加えた長さである．

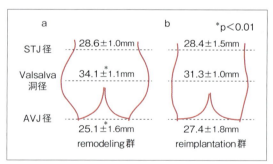

図3 基部の計測値
a：remodeling 法，b：reimplantation 法．remodeling 法は reimplantation 法に比べ，AVJ 径は有意に小さく，Valsalva 洞径は有意に大きかった．

はじめに

Valsalva 洞の膨らみは，大動脈弁の開閉[1]や冠血流の維持に重要な役割を果たしている．そのため大動脈弁温存基部置換術では Valsalva 洞を形成するためにさまざまな工夫が試みられてきた．その一つとして，Valsalva graft を用いた reimplantation 法[2]や remodeling 法[3]による基部置換術が考案され，その良好な成績が報告された．

1. 我々の治療の変遷

我々も2006年以降 Valsalva graft を用いた reimplantation 法を開始し，2012年以降はより生理的な大動脈基部の再建を目指して，Valsalva graft を用いた remodeling 法に人工血管の一部で作成したリングを用いて大動脈弁輪部を外側から固定する modified remodeling 手術を行ってきた（図1）．

2. Valsalva graft の特徴とグラフトサイズの決め方

Valsalva graft はグラフトサイズと Valsalva 洞部分の長軸方向との高さが同じ形態で，Valsalva 洞部分の血管径はグラフトサイズに8mmを加えた大きさとなっている（図2）．グラフトサイズの決定はさまざま報告されているが，我々が重要視しているのは，弁輪（aorto-ventricular junction；AVJ）径，弁尖の高さ（geometric height）[4]と NCC-LCC 交連部の最高部から NCC と LCC の nadir を結ぶ線への垂直距離（Brussels height）[5]である．当院におけるグラフトサイズの平均は 26.7±1.6mm であり，最多のサイズは26mmの58症例であった．

3. 術式による術後の大動脈基部形態の違い

当院において，26mmの Valsalva graft を用いた reimplantation 法による基部再建16例（reimplantation 群），modified remodeling 法による基部再建11例（remodeling 群）の術後の大動脈基部形態を4DCT

で比較した（図3）．AVJ 径は remodeling 群で有意に小さく（27.4mm vs 25.1mm, p＜0.01），Valsalva 洞径は remodeling 群で有意に大きかった（31.3mm vs 34.1mm, p＜0.01）．sino-tubular junction（STJ）径は両群で有意差はなかった（28.4mm vs 28.6mm, p＝0.66）．

4. Valsalva graft を用いた手術の注意点と解決策

Valsalva graft を使用した基部再建手術では，

① reimplantation 法による基部再建では，first row を Valsalva 洞部分に設定した場合，出来上がりの AVJ 径が人工血管径よりも大きくなることがあり，十分な弁輪縫縮が行えない場合もある（図4）．

② いずれの再建方法でも Valsalva 洞の膨らみを形成することができたが，remodeling 法による基部再建では人工血管の Valsalva 洞部分の大きさを最大限に引き出すことができる．

③ 交連部が Valsalva 洞部分に留まってしまう場合，STJ が開大して弁尖中央部からの逆流残存のリスクとなる（図5）．

これらの問題を解決する方法としては，

① remodeling 法では straight graft を用いて基部再建を行う（縫合時にグラフト側の pitch を広げることで膨らみを形成する）．

② 最近発売されたグラフトサイズと Valsalva 洞部分の高さが調整された short type のグラフトを使用する．

などの工夫が必要と考えられる．

おわりに

Valsalva graft は再現性が高く，より生理的な大動脈弁温存基部置換術を行うことができる良いグラフトである．しかし，グラフトの構造を正しく理解し，症例に合わせたサイズ，デザインを選択しなければ，遠隔期の逆流再発の不安を残す可能性がある．

文献

1) Pisani, G et al：Role of the sinuses of Valsalva on the opening of the aortic valve. J Thorac Cardiovasc Surg 2013；145：999-1003
2) De Paulis, R et al：Use of the Valsalva graft and long-term follow-up. J Thorac Cardiovasc Surg 2010；140（6 Suppl）：S23-S27；discussion S45-S51

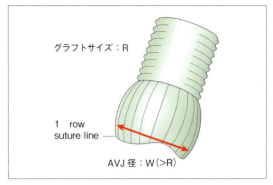

図4 reimplantation 法における問題点

reimplantation 法による基部再建で first row が Valsalva 洞部分になると出来上がりの AVJ 径が大きくなり，十分な弁輪縫縮が行えない場合がある．

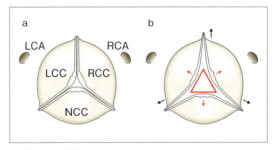

図5 STJ 拡大による central gap

a：STJ に拡大なし，b：STJ に拡大あり．交連部が Valsalva 洞部分に留まってしまうと STJ が開大し（黒矢印），拡張期に弁尖自由縁に中心から離れるような緊張が加わり（赤矢印），弁尖中央部に隙間が生じる（赤三角）．
LCA：左冠動脈，RCA：右冠動脈，LCC：左冠尖，RCC：右冠尖，NCC：無冠尖

3) Lansac, E et al：An aortic ring：From physiologic reconstruction of the root to a standardized approach for aortic valve repair. J Thorac Cardiovasc Surg 2010；140（6 Suppl）：S28-S35；discussion S45-S51
4) Schafers, HJ et al：Cusp height in aortic valves. J Thorac Cardiovasc Surg 2013；146：269-274
5) de Kerchove, L et al：A new simple and objective method for graft sizing in valve-sparing root replacement using the reimplantation technique. Ann Thorac Surg 2011；92：749-751

【Column】―世界の弁形成術のリーダー達―

Ruggero De Paulis

　留学時代に知り合った友人であるProf. Ruggero De Paulisを，本書のコラムで紹介できることを光栄に思う．彼はValsalva graftを考案したイタリア人外科医としてよく知られるが，筆者の知る限り，これに特化した医師ではなく，OPCABや僧帽弁形成もこなす成人心臓外科医である．

　彼と一緒に働いたのは，多分1990年の半年間だったと思う．当時筆者は，Paris大学Henri-Mondor病院ならびにSurgical Research Centerで，成人心臓外科研修とともに人工臓器・心移植の研究に従事していた．Henri-Mondor病院心臓外科の主任教授は故Prof. JP Cachera，研究所のチーフは後に心臓外科の主任教授になったProf. DY Loisanceであった．Loisanceは，その後wearable NOVACORの臨床使用を世界で初めて施行した外科医として知られている．

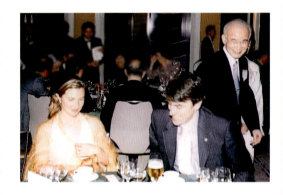

　RuggeroがHenri-Mondor病院に来たのは，1990年当時Henri-Mondor病院でChef de Clinique（日本に当てはめると助教のような立場）を務めていたDr. Phillippe Deleuzeの紹介による．Phillippeは，Ruggeroが米国Utah大学に人工臓器部のPostdoctoral Fellowとして留学し（1986～1987年），Jarvik 7 total artificial heartの研究に従事していた頃，共に研究に従事した友人である．Ruggeroはその後，Henri-Mondor病院から異動することになったProf. GC Blochに請われる形で一緒にLariboisiere病院（こちらもParis大学病院である）に移籍し，フランスでChef de Cliniqueのポジションを得た．

　1992年にRoma Tor Vergata大学でStaffポジションを得て帰国したRuggeroは，その後1990年代の終盤にValsalva graftを開発することになる．この際，奥様のStefaniaが人工血管を切って裁縫しprototypeを作った逸話は有名？である．Ruggeroの秀逸なところは，ただのinventor，ただの優れた外科医にとどまらず，Valsalva graftの利点を多方面から科学的に証明して見せたところにある．例えば，弁温存基部置換術におけるrapid valve motion velocityを初めて検討し，Valsalva洞の意義を示したり，冠動脈吻合部のtensionがValsalva graftで小さいことをfinite element analysisを用いて証明したりといった仕事である．

　筆者との付き合いが再開したのは，彼がRoma Tor Vergata大学のAssociate Professorに昇任した（2002年）後で，故安田慶秀北海道大学名誉教授が主宰した2003年の第33回日本心臓血管外科学会学術総会に招待して以降である．写真は，学会のofficialな懇親会の席上で，Stefaniaと安田先生と一緒の一コマである．privateで会食した際には，Stefaniaが嬉しそうに"Ruggeroは天才よ"と言っていたのが印象に残っている．

　これらの業績が認められ，彼は2006年，RomaのEuropean HospitalのDirectorに昇任・転出した．現在は，EACTSのvascular domainのcommittee memberとしても活躍中である．2014年MilanのEACTSで話したところでは，近々Roma Tor Vergata大学に（おそらく主任教授として）戻るかもしれないとのことであった．今後のますますの活躍を期待したい．

　　　　（椎谷紀彦：浜松医科大学外科学第一講座）

第Ⅱ章　各論

5. connective tissue disease に対する弁形成術—vs. 弁置換，基部置換—

師田哲郎・小野　稔* 　日本医科大学心臓血管外科・*東京大学医学部心臓外科

はじめに

自己弁温存大動脈基部置換術 valve-sparing aortic root replacement（VSARR）として，David 法（reimplantation 法）が発表されてから約 4 半世紀が経過した．もう一つの VSARR である Yacoub 法（remodeling 法）との比較は別項に詳述されている．

本稿では，結合織疾患 connective tissue disease（CTD）に伴う大動脈弁輪拡張症 annuloaortic ectasia（AAE）に対しても VSARR が可能であるのか，可能であれば遠隔期成績すなわち弁尖の耐久性はどうなのか，につき文献および著者の施設における成績から考察を加える．なお，本稿での CTD とは，主に Marfan 症候群を指す．

1 術式の変遷

VSARR が AAE に対する優れた術式となり得るのではないかと認知され始めた 1990 年代には，「Valsalva 洞形態を再現する（弁尖ストレスが少ない，＝長期成績に有利な）remodeling」vs.「弁輪拡大を制御できる reimplantation」という対決図式が存在した．そのため，結合織疾患に伴う AAE には reimplantation を，そうでなければ remodeling を，という選択が考慮された時期もあった[1,2]．その後，reimplantation でありながら Valsalva 洞形態を再現する David V 法が発表され，そのためにデザインされた Valsalva graft[3] が市販されて主流となった現在に至る経過も別項の通りである．

2 適応と禁忌

大動脈基部置換術のスタンダードを Bentall 法とした場合に，Bentall 法でなく VSARR を選択する適応は，施設，術者によりさまざまである．著者個人は，Marfan 症候群であっても VSARR の適応と禁忌に何ら変更は加えていない．Marfan 症候群に顕著な弁尖の延長も，cusp repair の工夫が進んだ現在では大きな支障とはならない．Marfan 症候群では二尖弁にみられる硬化所見も通常存在せず，高度な外科的弁輪径拡大（>30mm）がなければほぼ全例に VSARR を適用できると考えている．

しかし一般的には，VSARR が成立する大原則は，「弁尖がほぼ正常形態であること」であるとされている．当然，弁尖の拡大・延長と菲薄化，さらにしばしば fenestration のみられる Marfan 症候群では，早期長期ともに良好な成績が得られるかいまだ議論の余地があるところである．"Although implicitly accepted by many that the durability of valve-sparing aortic root replacement in patients with bicuspid aortic valve disease and connective tissue disorders will be inferior" とは Stanford からの論文[4] の書き出しで，この疑問が広く持たれてい

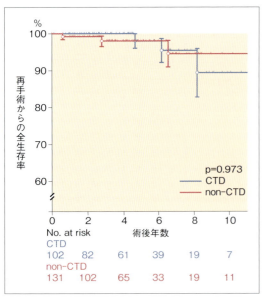

図1 CTDとnon-CTDとのVSARR後基部再手術回避率の比較（文献4）より引用）

表1 Marfan症候群における，reimplantation法（AVS）とBentall法（CVG）との合併症比較

	AVS (n＝58)	CVG (n＝30)	p value
術後出血のための胸骨再切開	2（3.4%）	3（10.0%）	0.333
弁の再手術	2（3.4%）	3（10.0%）	0.333
心内膜炎	0	3（10.0%）	0.037
脳卒中	0	2（6.7%）	0.114
房室ブロック	1（1.7%）	3（10.0%）	0.113
30日間の死亡率	0	0	
死亡（＞30日）	2（3.4%）	3（10.0%）	0.333

（文献6）より引用）

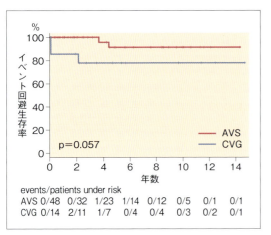

図2 Marfan症候群におけるreimplantation法（AVS）とBentall法（CVG）とのイベント回避率比較（文献6）より引用改変）

ることを示している．

3 手技の実際

著者は，VSARRが本邦に導入された1993年よりVSARRを積極的に施行し始めた．術式の変遷とlearning curveを経た後，2004年より独自の工夫によるDavid V University of Tokyo modification[5]を，すべてのVSARRに一貫して適用してきた．David Vの詳細な術式に関しては他項に譲るが，本法の特徴は，径32〜34mmの直管人工血管を用い，左室流出路径に合わせて基部の交連直下相当部を3点縫縮，かつsino-tubular junctionからtubular partも3条の縦軸方向縫縮を加えるものである．Valsalva graftに対する利点として，弁尖交連部の高さを任意に決定できることと，いわゆる2nd rowの縫合がoverhangにならず容易であること，があげられる．

4 成績

先述のStanfordからの論文[4]はBentall法との比較ではなく，reimplantation法233症例（うちMarfan症候群は40%）における平均経過観察期間4.7年での遠隔成績が記述されている．生存率は5年：98.7%，10年：93.5%，基部再手術回避率は10年：92.2%，自己弁機能不全回避率は10年：96.1%，中等度以上弁逆流発症回避率は10年：95.3%と良好である．基部再手術回避率は，原疾患がCTDであるか否かによる統計学的有意差は認められなかった（図1）．

HamburgからのMarfan症候群に対する基部置換成績報告[6]では，平均経過観察期間は3.2年とやや短いものの，reimplantation法58例での観察期間中死亡は心不全と不整脈の2例，中等度以上逆流発症回避率は10年：80%，基部再手術は2例3.4%のみと許容範囲内である．Bentall法30例との比較もされており，心内膜炎の発症は有意に少ないという利点

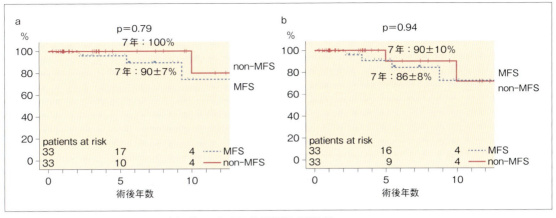

図3 Marfan症候群と非Marfan症候群のVSARR術後遠隔成績比較
a:基部再手術回避率, b:中等度以上の逆流回避率
(文献7)より引用改変)

があること(**表1**),真性瘤におけるイベント(死亡,心内膜炎,脳卒中,基部再手術)回避率は有意差に至らないまでもreimplantation法で優れていたこと,が示された(**図2**).

HomburgのKuniharaらは,VSARRを受けたMarfan症候群33例(reimplantation法12例:remodeling法21例)を,propensity score-matchingした非Marfan症候群33例と比較した[7].結果として,7年経過時点における中等度以上弁逆流発症回避率はMarfan症候群86%:非Marfan症候群90%,基部再手術回避率はMarfan症候群90%:非Marfan症候群100%であり,いずれも有意差に至らなかった(**図3**).またreimplantation法かremodeling法かによる差異はなかった.結論として,Marfan症候群でも非Marfan症候群と同様のVSARR術後の遠隔成績が得られたとしている.

Marfan症候群に対するBentall法とVSARRとの直接比較では,2編の優れたsystematic reviewがあるので紹介する.Benedettoらによる研究[8]では,PubMedなどのデータベースから信頼性の高いと判定された論文11件を解析している.Marfan症候群1,385例(Bentall法972例:VSARR413例)を対象に遠隔成績を調査し,基部再手術率はBentall法0.3%/year:VSARR 1.3%/yearでBentall法において低く,血栓塞栓症発症率はBentall法0.7%/year:VSARR 0.3%/yearでBentall法において高かった.またVSARRの基部再手術率はreimplantation法0.7%/year:remodeling法2.4%/yearとreimplantation法において有意に低かった.Huらによる発表[9]は,論文6件(文献6を含み,文献7と共通出典あり)が選択された.Marfan症候群539例を対象に,VSARRのBentall法に対する合併症(出血再開胸,早期死亡,血栓塞栓症,心内膜炎,基部再手術,長期死亡)のrisk ratio(RR)を95% CIで算出し,また中等度以上弁逆流発症率を調査した.結果として,出血再開胸,血栓塞栓症,心内膜炎,長期死亡においてVSARRの優位性が証明された.中等度以上弁逆流発症率はreimplantation法で2~5%,remodeling法で20%前後,Valsalva graft使用で0~8%と,VSARRの中ではremodeling法において逆流発症率が高いことも文献7と同様に示された.

東京大学では2013年までの著者在籍期間中に,59例(うちMarfan症候群は47例80%)にDavid V University of Tokyo modification[5]を施行した.手術死亡はなかった.教室の安藤らの解析[10]では,平均経過観察期間4.9年で,5年経過時点での生存率は94.0%,基部再手術回避率は95.7%,中等度以上弁逆流発症回避率は88.9%と良好である(**図4**).有害事象発生に寄与する因子は,術前中等度以上の逆流お

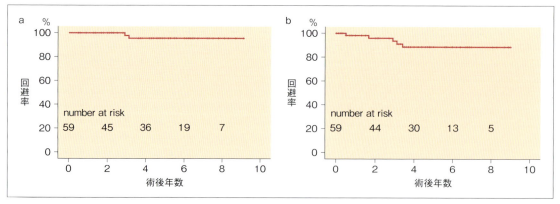

図4 David V University of Tokyo modification の遠隔成績
a：基部再手術回避率，b：中等度以上の逆流回避率
（文献10）より引用改変）

よび外科的弁輪径のZ scoreであった．

おわりに

上記のように，VSARR，特にreimplantation法はCTDにおいてもためらうことなく適用できる術式としてよいであろう．特に若年者においては長期間における抗凝固療法関連イベントや人工弁感染を回避し，あるいは女性ではより安全な妊娠出産を可能とする利点もあり，積極的に考慮すべきと考えられる．ただし，VSARRは確実な再現性のある術式として確立されているわけではなく，cusp repairも含め高度な技術と経験を要する手技であることは念頭に置かなければならない．

文献

1) Miller, DC：Valve-sparing aortic root replacement in patients with the Marfan syndrome. J Thorac Cardiovasc Surg 2003；125：773-778
2) Cameron, DE et al：Aortic root replacement in 372 Marfan patients：evolution of operative repair over 30 years. Ann Thorac Surg 2009；87：1344-1349
3) Settepani, F et al：reimplantation valve-sparing aortic root replacement in Marfan syndrome using the Valsalva conduit：an intercontinental multicenter study. Ann Thorac Surg 2007；83：S769-S773
4) John-Peder, EK et al：David valve-sparing aortic root replacement：Equivalent mid-term outcome for different valve types with or without connective tissue disorder. J Thorac Cardiovasc Surg 2013；145：117-127
5) Takamoto, S et al：A simple modification of 'David-V' aortic root reimplantation. Eur J Cardiothorac Surg 2006；30：560-562
6) Bernhardt, AMJ et al：Comparison of aortic root replacement in patient with Marfan syndrome. Eur J Cardiothorac Surg 2011；40：1052-1057
7) Kunihara, T et al：Outcomes after valve-preserving root surgery for patients with Marfan syndrome. J Heart Valve Dis 2012；21：615-622
8) Benedetto, U et al：Surgical management of aortic root disease in Marfan syndrome：a systematic review and meta-analysis. Heart 2011；97：955-958
9) Hu, R et al：Surgical reconstruction of aortic root in Marfan syndrome patients：a systematic review. J Heart Valve Dis 2014；23：473-483
10) Ando, M et al：Long-term outcome after the original and simple modified technique of valve-sparing aortic root reimplantation in Marfan-based population, David V University of Tokyo modification. J Cardiol 2015［Epub ahead of print］

ONE POINT ADVICE

高齢者における大動脈弁形成術の意義

竹村博文
金沢大学医薬保健研究域医学系心肺病態制御学

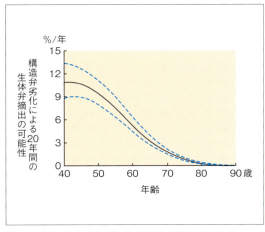

図1 年齢別にみた20年間の生体弁摘出の可能性
(文献2)より引用改変)

1. 高齢者に対する生体弁置換術

ブタの大動脈弁やウシの心膜弁などの生体弁は抗石灰化対策が講じられ長期成績が良好になってきている．特に高齢者においては生体弁の長期成績の改善は目を見張るものがあり，透析患者を除けば非常に信頼のおける術式になっていることは日常の実臨床において感じるところである．

2. 僧帽弁形成術との比較

僧帽弁形成術の早期と長期成績が報告されて，ガイドライン上も弁置換術よりも弁形成術が推奨される現在においても，大動脈弁形成術はいまだにガイドライン上，高いエビデンスをもって高い推奨度に至っていないのは，これまでの大動脈弁形成術のさまざまな努力によってもその長期成績が，現在の生体弁の成績を凌駕しきれていないからに他ならない．しかも弁置換術が文字通り標準化され，若い術者や専攻医にも十分安全に施行される術式であるのに対して，弁形成術はいわゆる top surgeon が行う，豊富な経験を元にしての，症例ごとに微妙に異なる技術，いわゆるさじ加減の必要な，匠の技であることも否めない．skill demanding で，術式によっては time consuming であるこの術式が，全症例，特に高齢者において標準的手術になるには，まだ時期尚早であることは否めない．

3. 若年者に薦められる術式は？

若年者における弁形成の意義は大きいと思われる．その詳細は他項に委ねるが，2014年のAHAのガイドラインにもあるように，70歳以上には生体弁，60歳未満には機械弁が強く薦められており[1]，60～70歳ではさまざまな条件を考慮し，両者の使用が容認されている．若年者において薦められる機械弁は当然生涯にわたる抗凝固薬の服用が必要で，その弊害である血栓塞栓症や出血の懸念が大きい．よって若年者における弁形成術は抗凝固薬が回避できること，生体弁より耐久性が期待できることより，魅力的な術式である．

4. 高齢者に薦められる術式は？

高齢者においては抗凝固薬が必要なく，長期耐久性も証明されている生体弁が薦められている．その成績に匹敵する長期成績が証明されなければ，弁形成術の適応は明示できない．残るは人工弁が関与する合併症である人工弁感染性心内膜炎，血栓塞栓症が回避できることを期待し，弁形成を考慮すべきことは理解できる．その恩恵を得るために，高齢者における開心術において何度も繰り返すが skill demanding, time consuming のこの術式を選択する意義はなかなか見出せないのが現状である．

しかし，特殊な状況においては，この skill demanding, time consuming なこの術式が優先されるべき適応はあると思われる．狭小弁輪で，最小生体弁を用いても弁圧較差が懸念される症例，透析患者で生体弁の長期成績が期待できない症例では弁形成術の適応は積極的に考えるべきであろう．

5. 生体弁の長期成績はどうか？

最近 Cleveland Clinic が，12,569症例，81,706 patient-years のデータの Carpentier-Edwards PERIMOUNT の成績を報告している[2]．対象の75％は狭窄症で，閉鎖不全症が多い弁形成の対象とは異なるが，人工弁の純粋な長期成績と考えれば参考になる．図1 は患者年齢と術後20年間に再手術になるリスクの関係を示しているが，70歳以上ではそれはきわめて低いことがわかる．また図2 では術後弁前後の圧較差が弁劣化のリスクであるとする一方，高齢であればあるほどその影響が少ないことを示している．また再手術は354例になされ，その原因は41％が感染性心内膜炎，44％が構造弁劣化 structural valve deterioration (SVD) であったことを考えると，この感染性心内

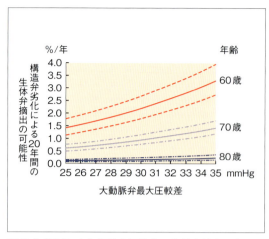

図2 年齢別にみた術後弁圧較差の生体弁摘出に与える影響（文献2）より引用改変）

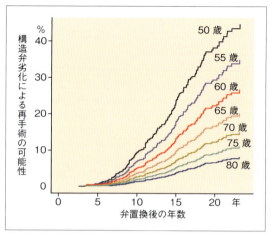

図3 年齢別にみた構造弁劣化発生の比較（文献3）より引用改変）

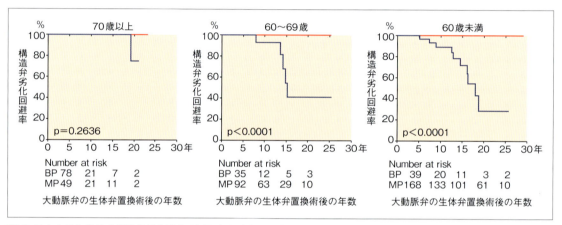

図4 日本人の生体弁の構造弁劣化発生（文献4）より引用改変）

膜炎の回避が弁形成術の大きな意義の一つになるであろう．Bourguignonら[3]も同様な成績を報告しており，図3，4は年齢別の生体弁のSVD回避率の比較を示している．本邦からもNishidaら[4]は，Carpentier-Edwards PERIMOUNTの長期成績を報告しており，70歳以上の症例では20年間SVDは観察されなく，きわめて優れた成績を報告している．

6．大動脈弁形成の長期成績はどうか？

Schäfersらの成績[5]を見ると，年齢による層別化はされておらず，その対象は閉鎖不全が多く，患者平均年齢は56歳（1〜86歳）と若い．したがって高齢者だけの長期成績を見ることはできない．平均年齢56歳の2尖弁と3尖弁大動脈弁形成の10年再手術回避率はそれぞれ90％と94％で，特に3尖弁で良好である（図5）．この成績をそのまま高齢者を対象とした弁形成の成績と考えるのは危険であるが，若年者も高齢者も自己弁であるので同等と仮に考えれば，生体弁の成績を凌駕しているとはいえない．

7．術式ごとの長期成績

一口に弁形成といっても，さまざまな術式が存在する．これは逆に考えると大動脈弁の構造の理解が不可欠である．大動脈弁形成の歴史が大動脈基部形成，すなわちDavid（Reimplantation）手術やYacoub（Remodeling）手術に始まったように，もともとは弁尖自体には病変がない病態に対して行われた．よって，弁尖そのものを触らない基部置換の成績は良好で，当然高齢者においても大動脈基部拡張を伴いそれらを切除しなければならない時には，bio-Bentallを含めた弁置換を行うより，すでに術式が確立しているReimplantation手術や，Remodeling手術を行う意義は高

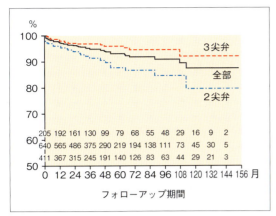

図5 2尖弁と3尖弁による長期成績の比較
(文献5)より引用改変)

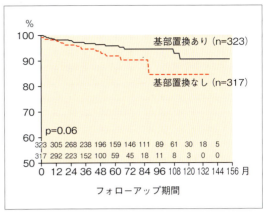

図6 基部置換による長期成績の影響
(文献5)より引用改変)

い.図6にはSchäfersらの基部置換を伴う症例と伴わない症例の比較を示しているが,有意差はないものの,基部置換を併施した群で再手術回避率が高い傾向にある.これは基部置換を伴う群に弁尖形成を伴わない症例が多く含まれているからと考えられる.弁尖の操作が必要になる時にはその形成した自己弁尖と,生体弁の耐久性の比較の考慮と,完遂率の考慮,手術時間延長,心停止時間延長などの手術リスクの上昇を十分考慮する必要があると考える.

おわりに

最近になり,大動脈弁閉鎖不全に関してそのetiologyがよく理解されるようになり,Schäfersら[6]のeffective heightという指標の導入,El Khouryら[7]の大動脈弁閉鎖不全の理論的分類(11ページ参照)などにより,多くの外科医が形成術に大いに魅了されてきている.自己弁温存という魅力的な術式,抗凝固薬が回避できる恩恵,感染性心内膜炎や血栓塞栓などの人工弁に関わる合併症の軽減など非常に魅力ある術式である.しかし高齢者に対しては生体弁のきわめて優れた長期成績があり,また弁形成術には,その術式によっては手術そのものによる手術時間の延長,repair failureによるさらなる手術時間の延長などのリスクも十分に考慮し,適応を吟味する必要があると考える.

文献

1) Nishimura, RA et al：2014 AHA/ACC guideline for the management of patients with valvular heart disease：a report of the American College of Cardiology/American Heart Association Task Force on Practice Guidelines. J Thorac Cardiovasc Surg 2014；148：e1-e132

2) Johnston, DR et al：Long-term durability of bioprosthetic aortic valves：implications from 12,569 implants. Ann Thorac Surg 2015；99：1239-1247

3) Bourguignon, T et al：Very long-term outcomes of the Carpentier-Edwards Perimount valve in aortic position. Ann Thorac Surg 2015；99：831-837

4) Nishida, T et al：Long-term results of aortic valve replacement with mechanical prosthesis or Carpentier-Edwards perimount bioprosthesis in Japanese patients according to age. Circ J 2014；78：2688-2695

5) Aicher, D et al：Aortic valve repair leads to a low incidence of valve-related complications. Eur J Cardiothorac Surg 2010；37：127-132

6) Schäfers, HJ et al：Cusp height in aortic valves. J Thorac Cardiovasc Surg 2013；146：269-274

7) Boodhwani, M et al：Repair-oriented classification of aortic insufficiency：impact on surgical techniques and clinical outcomes. J Thorac Cardiovasc Surg 2009；137：286-294

6. 急性A型大動脈解離に対する弁温存基部置換術

紙谷寛之　旭川医科大学外科学講座心臓大血管外科学分野

はじめに

急性A型大動脈解離に対する中枢側の手術として，① 上行大動脈置換術（supracoronary replacement），② 大動脈基部置換術（Bentall手術），③ 自己弁温存大動脈基部置換術（reimplantation法，David手術），④ 自己弁温存大動脈基部置換術（remodeling法，Yacoub手術）が存在する．大動脈基部の拡張がみられず，いずれのValsalva洞も解離しておらず，大動脈弁も狭窄や閉鎖不全を呈していない場合は上行大動脈置換術が必要十分な手術となるが，多くの症例においては大動脈基部まで解離が及んでいるため，症例に応じた術式の選択が必要となる．

本稿では著者のドイツでの経験を中心に，主にreimplantation法に的を絞って概説する．

1　各術式の長所と短所

a. 上行大動脈置換術

最も頻用される術式である．大動脈基部の解離腔にGRF-Glue™（Nippon BXI, Japan）ないしはBio-Glue™（CryoLife, USA）を注入し，内膜と外膜とを固着させた後，フェルトを用いて断端形成を行った後に，人工血管と吻合する[1]．この際，交連が自動的に釣り上げ固定されるため，大動脈解離に伴う大動脈弁閉鎖不全はほとんどの症例で良好に制御される．利点は再現性が高く，また短時間で施行可能なことである．欠点としては，glueによる反応性の組織障害のため，遠隔期に冠動脈入口部狭窄や大動脈基部の再解離を生じることがあり，またValsalva洞の瘤化に伴い大動脈弁閉鎖不全症（大動脈弁逆流；AR）を呈することもある[2〜4]．

b. 大動脈基部全置換術

エントリーがValsalva洞内に存在する場合や大動脈基部がそもそも拡張しており，いわゆる大動脈弁輪拡張症（AAE）を呈している場合に選択される術式である[5]．再現性に優れた術式ではあるが，大動脈弁自体に病変がない場合も大動脈弁も置換されることになるため，特に若年者においては人工弁選択の面で問題となる．なお，上行大動脈置換術よりも出血しやすい術式であり，またいったん出血すると追加針をかけることは非常に困難であるため注意を要する．

c. 自己弁温存大動脈基部置換術

基本的には従来Bentall手術の適応となったようなAAE症例や基部が解離により高度に破壊された症例が対象となる[6,7]．利点としては，再現性に優れた術式であり，またsuture lineが2層となるため，出血しづらいことがあげられる．また，病的な大動脈基部を残さないため，遠隔期の良好な成績が期待できる．さらにBentall手術の場合は，たとえ大きな人工弁を使用してもある程度の圧較差が生じるが，re-implantation手術の場合は圧較差はほとんど生

じず，この点も Bentall 手術に対する優位性としてあげられる．欠点としては，他の術式に比べ時間がかかることである．

d. 自己弁温存大動脈基部置換術

適応症例は reimplantation 手術におけるそれと同様である．

e. 自己弁温存基部置換術の術式の変遷

大動脈基部病変に対する術式の変遷は，非解離に対するそれと同様で，詳細は他項に譲る．弁温存基部置換術に限ると，当初は remodeling が劣勢という Hannover group からの報告以来[8]，reimplantation 法が主流を占めていたが，解離に巻き込まれた Valsalva 洞のみ置換するいわゆる partial remodeling が近年良好な成績を収めてきている[9]．さらに annuloplasty を追加するようになり，Kunihara らは通常の remodeling でも同等の成績を収めると報告している[10,11]．

2 reimplantation 法の適応と禁忌

筆者の経験上，ドイツでは日本と比べて基部置換には積極的で，弓部置換には消極的といえる．そのような外科文化を反映して，筆者も急性 A 型大動脈解離に対しては積極的に基部置換を行ってきた．筆者の個人的な術式戦略は下記の通りである．

① 解離した Valsalva 洞は基本的には切除し，glue を用い基部再建を行ったうえでの上行置換は基部がまったく解離していないか，あるいは術前状態が非常に重篤で手術時間を最短としたい場合のみとする．

② 無冠尖 Valsalva 洞のみが解離している場合は，人工血管を舌状に準備し，左右冠尖 Valsalva 洞上では sino-tubular junction (STJ) 直上を吻合線とし，無冠尖 Valsalva 洞では弁輪直上を吻合線とする，いわゆる 1/3 Yacoub (partial remodeling) 手術[9] とする．

③ Bentall 手術は大動脈弁尖に器質性変化がみられた場合のみに施行．

④ 2つの Valsalva 洞以上が解離している場合は reimplantation 手術を行う．

3 手技の実際

大動脈解離の際の大動脈弁は正常であることが多く，弁の性状からは急性大動脈解離は David 弁温存手術の良い適応である．技術的には通常の AAE 症例とさほど変わらないが，数点筆者が注意しているポイントを述べる．

a. 大動脈基部の剝離操作

急性 A 型大動脈解離においては大動脈基部の外膜にも血腫が進展していることがままあり，非解離症例における reimplantation 手術のようにきれいに剝離しようとすると，時として外膜が外れてしまうことがあり注意が必要である．外膜と内膜を離反させないよう細心の注意を払うべきである．左右冠尖 Valsalva 洞では，冠動脈入口部を越えて弁輪近くまで剝離すると，解離が及んでおらず比較的正常な大動脈壁が現れてくることが多いが，無冠尖 Valsalva 洞の外膜は通常血腫で膨張している．これを処理しようとせず，膨張した外膜をそのまま縫い付けると，あまり審美的ではないが安全に手術を施行できる．また，右冠尖 Valsalva 洞では，基部をあまり深く剝離すると右室に穿孔することがあり注意を要する．急性解離の際は，特に右冠尖 Valsalva 洞を深追いせず，1st row suture は弁輪下より上方に "刺し上がる" 感覚で行うとよい．

b. グラフトのサイジング

ドイツ時代はハノーバー医科大学の基本則を踏襲して，男性では 28 mm か 30 mm の，女性では 26 mm か 28 mm のストレートグラフトを大動脈基部を肉眼的に観察して選択してきた．ただし，アジア人など非常に小柄な女性患者の場合は，24 mm のグラフトを採用したこともある．旭川医科大学におけるグラフト選択もド

イツ時代と同様である．大きさで迷った時は小さいほうを選択するのが無難である．出来上がりは just size と比べると，under size の際は弁が狭い領域に押し込まれ見栄えはよくないが，機能的には問題にならない．ただし，若年者で大動脈径が著しく細い場合，22 mm 以下のグラフトでは狭窄が惹起されることが予想されるため，remodeling 法など他の術式を選択するのが無難と考える．

c．交連間の距離および交連の高さの調整

交連の高さのみでなく，交連間の距離も自在に調整できるのが reimplantation 手術の利点であるが，急性大動脈解離においては前記したように大動脈弁は正常であることがほとんどであるので，交連間距離については深く考えずに単純に三等分することが多い．無冠尖 Valsalva 洞の弁輪が他の弁輪に比べよほど大きい場合は，そのように交連間の距離を調整することもある．高さの調整については，1st row suture でグラフトが弁輪に固定された状態で，グラフトには触らずに（重要！）各交連を最大限釣り上げ，その位置でグラフトにいったん針を通してから，全体のバランスを見るようにしている．

d．冠動脈入口部の吻合

いわゆる Carrel patch 法でボタン状に再建するが，そもそも冠動脈入口部も解離している場合が多く，またそうでない時も手術操作により外膜がはがれてくることもあるので，愛護的な操作に努めるべきである．なお，遠隔期の冠動脈合併症を避けるため，glue は使用しない．解離した外膜を固定する意識で，4/0 プロリン糸を用いてバイトもピッチも大きくとるよう心掛けている．吻合終了後，グラフト内部より入口部を観察し，不安があるようならこの時点で予防的に追加針をかける．

4　私のコツ

① 交連の高さの調整において，左冠尖/右冠尖間の交連は肺動脈と接するため，ある一定以上には釣り上がりようがないため，まずここの交連をグラフトに刺し reference point とし，次に左冠尖/無冠尖間の交連を，最後に無冠尖/右冠尖間の交連をグラフトに刺すようにしている．交連の高さの調整の際，左冠尖/右冠尖間の交連の高さは reference point であるので変更しない．無冠尖/右冠尖間の交連および左冠尖/無冠尖間の交連は高すぎると coaptation が浅くなることがあり，いったん上記のようにグラフトに刺しておいてから数 mm 下方に刺し直すこともある．

② 右冠動脈（RCA）入口部を通常の解剖学的位置に吻合すると，人工心肺からの離脱の際に右室の容量負荷により RCA が屈曲することがあり，右室不全を呈することがある．RCA の屈曲予防のため，右冠動脈入口部は STJ レベルで行い，また角度に関しては時計回り方向に約 30°ローテーションさせて吻合し，RCA 近位部がやや伸展した状態とすることにより，RCA の虚血を回避するようにしている．心筋虚血を疑った場合は入口部の再吻合も理論上可能ではあるが，静脈によるバイパスを行ったほうが無難である[12]．

5　成績

2014 年に発表された International Registry of Acute Dissection（IRAD）の急性 A 型大動脈解離に対する解析[13]では，1,995 例中 35％に大動脈基部置換術が施行されており，病院死亡は基部置換群 21％，非基部置換群 18％で有意差はなかったとしている．なお，その論文では基部置換術の詳細（reimplantation, remodeling, Bentall）は記されていない．reimplantation 法に関しては，Leshnower らが急性 A 型大動脈解離 43 例に reimplantation 法を施行し，early mortality 4.7％，40 ヵ月の観察期間において大動脈弁再手術回避率 100％の良好な成績を発表している[14]．また，Kunihara らが remodeling 法を急性 A 型大動脈解離 59 例に対し施行し，

early mortality 6.8%，10年間の観察期間において大動脈弁再手術回避率98%と，非常に良好な成績を報告している．

以下に自験例について述べる．

a．デュッセルドルフ大学における手術成績

2009年9月より2014年3月までの間に，デュッセルドルフ大学で筆者が執刀した急性A型大動脈解離53例のうち，30例に対しreimplantation手術を施行した．グラフトは全例ストレートグラフトを使用した．なお，全弓部置換は11例に施行した．平均手術時間は384分，人工心肺時間は245分，大動脈遮断時間は169分であった．術後広範囲脳梗塞で1例を，腸管虚血で4例を失い，30日死亡率は16%であった．手術死亡は高率であったが，ドイツにおける急性A型大動脈解離の平均手術死亡率が20%であることを考慮すると，妥当な成績であると考えられた．遠隔期の大動脈基部に対する再手術は今のところ経験していない．

b．旭川医科大学における手術成績

2014年4月より2015年4月までの間に，旭川医科大学病院で筆者が執刀ないしは指導的立場で手術に参加した急性A型大動脈解離22例中，5例にreimplantation手術を行った．2例にValsalvaグラフトを使用した．なお，全弓部置換術を3例に施行した．平均手術時間は451分，人工心肺時間は238分，大動脈遮断時間は181分であった．手術死亡はなく，reimplantation非施行例では，1例に術後，低心拍出量症候群による手術死亡を認めた．

おわりに

急性A型大動脈解離において，大動脈基部に解離が及んでいる場合，reimplantation手術は解離した病的大動脈壁を一切残さない術式であり，理論的には理想的な術式と言える．また，基部に解離が軽微な場合であっても，基部拡張が高度な場合など，従来はBentall手術が施行されたような症例においてもよい適応と言える．術式が複雑であるため時間がかかることが難点であるが，術式が複雑であることは技術的に困難であることを必ずしも意味しない．今後ますます普及すべき術式と考えている．

文献

1) Bachet, J et al：Surgery of type A acute aortic dissection with Gelatine-Resorcine-Formol biological glue：a twelve-year experience. J Cardiovasc Surg（Torino）1990；31：263-273
2) Casselman, FP et al：Durability of aortic valve preservation and root reconstruction in acute type A aortic dissection. Ann Thorac Surg 2000；70：1227-1233
3) Fukunaga, S et al：The use of gelatin-resorcin-formalin glue in acute aortic dissection type A. Eur J Cardiothorac Surg 1999；15：564-569
4) Modi, A et al：Ostial left coronary stenosis following aortic root reconstruction with BioGlue. Interact Cardiovasc Thorac Surg 2011；13：243-245
5) Pacini, D et al：Aortic root replacement with composite valve graft. Ann Thorac Surg 2003；76：90-98
6) Subramanian, S et al：Valve-sparing root reconstruction does not compromise survival in acute type A aortic dissection. Ann Thorac Surg 2012；94：1230-1234
7) Kallenbach, K et al：Evolving strategies for treatment of acute aortic dissection type A. Circulation. 2004；110（11 Suppl 1）：II243-II249
8) Leyh, RG et al：High failure rate after valve-sparing aortic root replacement using the "remodeling technique" in acute type A aortic dissection. Circulation 2002；106：I229-I233
9) Urbanski, PP et al：Valve-sparing aortic root repair in acute type A dissection：how many sinuses have to be repaired for curative surgery? Eur J Cardiothorac Surg 2013；44：439-444
10) Kunihara, T et al：Long-term outcome of valve-preserving root replacement for patients with aortic dissection：a propensity score-matched analysis. Interact Cardio Vasc Thorac Surg 2013；17：S92
11) Schäfers, HJ et al：Reexamining remodeling. J Thorac Cardiovasc Surg 2015；149（2 Suppl）：S30-S36
12) Shahriari, A et al：Rescue coronary artery bypass grafting（CABG）after aortic composite graft replacement. J Card Surg 2009；24：392-396
13) Di Eusanio, M et al：Root replacement surgery versus more conservative management during type A acute aortic dissection repair. Ann Thorac Surg 2014；98：2078-2084
14) Leshnower, BG et al：Midterm results of David V valve-sparing aortic root replacement in acute type A aortic dissection. Ann Thorac Surg 2015；99：795-800

第Ⅱ章　各論

7. 小児に対する弁形成術

坂本喜三郎・村田眞哉　静岡県立こども病院心臓血管外科

はじめに

　小児期に治療を必要とする大動脈弁疾患はそれほど多くない，かつ成人心疾患治療に従事している者にはあまり関係ないと考えている方が多いのではないだろうか？
　確かに，小児期に「解剖学的大動脈弁」に成人と同様の外科治療を実施してきた患者の絶対数はそれほど多くない．しかし近年，小児でも大動脈弁領域に対する治療が確実に進歩・増加しており，さらに「体循環流出路弁」に対する治療と視点を変えると，その絶対数は飛躍的に増加する．しかも，小児期に「解剖学的大動脈弁を含む体循環流出路弁」に治療介入を要した患者は，その多くが今までの後天性大動脈弁疾患治療で経験したことのない再手術予備群になる．こうした背景がわかると，小児期大動脈弁疾患に対する治療を理解することが21世紀に大動脈弁（体循環流出路弁）領域の治療を担う専門家にとっていかに重要であるか理解していただけると思う．
　本稿では，小児期に行われている体循環流出路弁に対する治療，特に大動脈弁形成術を中心に概説する．

1　小児期に体循環流出路弁に対する治療を要する患者（図1）

　小児期に体循環流出路弁に対する治療を要する患者は，大きく以下のように分けられる．

a. 体循環流出路弁が「解剖学的大動脈弁のみ」の場合

　先天性大動脈弁狭窄症と大動脈縮窄・離断複合に伴う狭小大動脈弁（N2群と2尖弁などを有するN3群），肺動脈狭窄・閉鎖を伴う先天性心疾患における拡大に伴う大動脈弁逆流（N4とN5群：Fallot四徴症，肺動脈閉鎖を伴う心室中隔欠損症や，T4とT5群：左室流出路狭窄を伴う大血管転位症群などで，成人の大動脈弁輪拡張症 annuloaortic ectasia（AAE）と同様の臨床像を呈する例が少なくない．ただし，拡大は比較的ゆっくり進むため，年長・成人期まで症状が出ないことが多い）など．また，小児期に症状を呈するMarfan症候群などのコラーゲン疾患に起因する大動脈弁逆流，リウマチ熱などの感染症に起因する大動脈弁逆流（狭窄）も，小児期に治療対象となる場合がある．

b. 体循環流出路弁が「解剖学的肺動脈弁のみ」の場合

　大血管転位症に対するJatene手術後の新大動脈（大動脈と肺動脈をそれぞれ切断して入れ替える手術．冠動脈も一度切離して移動する．T3とT2，T4の一部に適応）やRoss手術後の新大動脈（弁形成困難な大動脈弁を形態良好な肺動脈弁で置換する手術．N2とT2，N3の一部に適応）など．新大動脈として体循環を維持する解剖学的肺動脈・肺動脈弁は，時間経過とともに拡大してAAEと同様の臨床像を呈することが少なくない．また，冠動脈移動・移植

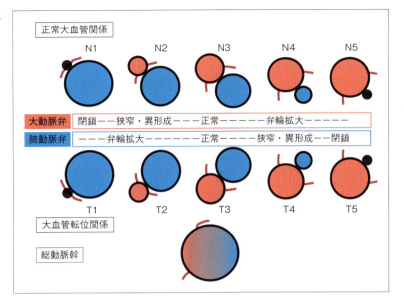

図1 小児期に体循環流出路弁に治療を要する患者

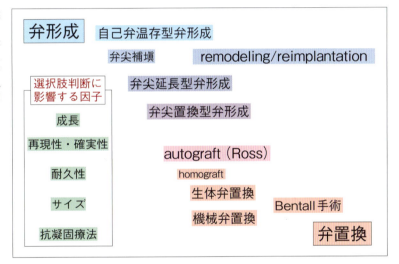

図2 大動脈弁領域の外科治療選択肢
左上から右下に向かって、自己弁温存率と抗凝固療法必要度をキーワードに並べている。小児期大動脈弁治療では、これらの選択肢から「成長、再現性・確実性、耐久性、サイズ、抗凝固療法」を考慮して個別に決定している。

に伴う新大動脈弁の変形に起因する弁逆流も起こりうる。ただし、この群の新大動脈弁拡大も比較的ゆっくり進むため、年長・成人期まで症状が出ないことが多い。

c. 体循環流出路弁として「大動脈弁と肺動脈弁の両方を用いている」場合

Norwood型手術やDamus-Kaye-Stansel (DKS)型手術後（大動脈弁や左室流出路が小さ過ぎるなどで体循環流出路として利用できない場合に、大動脈と肺動脈を統合して体循環流出路を確保する手術。N1, T1とN2, T2の一部が適応）で、大動脈－肺動脈の吻合に伴う変形や解剖学的肺動脈弁の拡大に起因した弁逆流が治療対象となる場合がある。Fontan型1心室治療例に多い。

表1 小児期大動脈弁治療選択の特徴

- 小さい（絶対的サイズと年齢）
- 成長（新生児では1年で体重3倍！）
- 直径16mm未満の人工弁がない
- 人工素材（生体弁など）の劣化が早い
- 抗凝固療法の調整が難しい

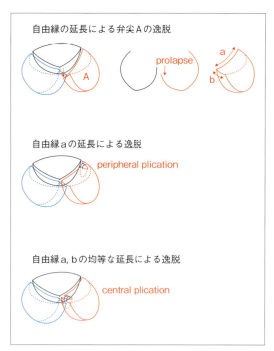

図3 peripheral plication, central plication

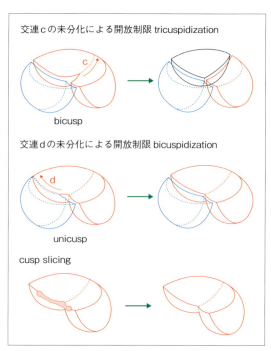

図4 交連切開と弁尖スライシング

d. その他
逆流・狭窄を伴う総動脈幹弁など．

2 小児期大動脈弁形成術の特徴（図2，表1）

最大の特徴は，弁形成術の適応・手技の選択が成人と異なることである．成人では「弁置換との優劣比較を提示したうえでの患者の判断」が一般的であると考えるが，小児では「小さい」ことにその適応と選択肢が大きく左右される．実際に，新生児・乳児では直径5mmもない狭小・異形成弁も治療対象になり，こうした群では弁置換の選択ができないため姑息的対応を覚悟のうえで救命的弁形成を選択することが少なくない．幼児では多少弁輪径は大きくなるが通常の弁置換を実施できるわけではなく，より難易度の高い「弁輪拡大を伴う弁置換やRoss手術」の成績と比較して弁形成を適用し始めている施設が出始めている．しかし，絶対的に小さい大動脈弁に対する形成術で安定した成績を出すのは容易ではなく，現時点で積極的に選択する施設は少数派である．最後に，通常の弁置換の選択が可能な弁輪を持つ年長例では，成人と同様の判断に加えて「活動性の高い思春期に抗凝固療法を選択するか否か」も考慮して各施設で適応を決めている．

3 小児に対する弁形成術の現状

a. 自己弁温存弁形成 1 − peripheral plication, central plication（図3）
両大血管下型または流出路型心室中隔欠損症に伴う右冠尖または無冠尖の弁尖縁の落ち込みを伴う変形に起因する逆流例などに実施される．近年，心エコー診断の進歩により「有意な逆流に進展する前に心室中隔欠損を閉鎖する」ようになり，同群に対する弁形成術施行頻度は減少している．

b. 自己弁温存弁形成 2 − 交連切開±弁尖スライシング（図4）
大動脈弁狭窄症，特に弁尖の肥厚（低年齢児はゼラチン様），交連の低形成を中心とした異形成の高い弁を持った新生児期・乳児期の例に，

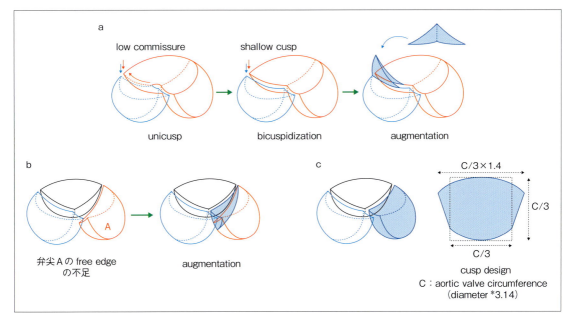

図5 補填物を用いた高度弁形成
a：交連形成，b：弁尖延長，c：弁尖置換

術後の逆流を許容範囲に押さえながら狭窄を軽減することを目的に行われる．1980〜1990年代前半に行われていた外科的弁切開術の成績が安定しない中で1990年代に始められたバルーン大動脈弁切開も有効性が報告されているが，最近は「弁機能の維持を考慮した，高精度の外科的弁切開はバルーン弁切開よりも予後が優れている」との報告が出ており，施設によって選択肢が異なっているのが現状である．外科的弁切開後に狭窄・逆流ともに軽度以内で退院できた例は中長期予後も良好とされ，適用できる例には第一選択になりつつある．ただし，逆流制御が難しい高度異形成例の予後は不良で，この群に対して弁尖延長などのより高度な弁形成が試行されつつある．

c. 補填物を用いた高度弁形成 1 ―交連形成（図5a）

一般的な交連切開を行うと逆流が制御できない（切開後の接合高を確保できない）高度低形成交連部に対して，補填物（自己心膜など）を用いて交連を作製する術式．低年齢児が対象と

なるため再現性を高めるには高度な技術が要求され，同部の短期の逆流制御に有効と思われるが中長期予後についての信頼できる報告は出ていない．

d. 補填物を用いた高度弁形成 2 ―弁尖延長（図5b）

自己弁温存術式では制御できないと判断した高度異形成を伴う弁尖に対して，機能維持・成長を期待して残した自己弁尖（一部切除をする場合もある）を補填物で延長する術式．弁尖長，接合部高などを自由に作ることができるなど利点は多いが，再現性・確実性の高い手技・手順が確立していないことから設定・調整が難しく現時点では限られた施設のみで行われている．年長児以降ではある程度の予後が期待できるとの報告があるが，低年齢児での報告は少ない．

e. 補填物を用いた高度弁形成 3 ―弁尖置換（図5c）

高度低形成弁尖を弁輪付着部で切離して，補填材料を用いて弁尖を完全に作製する術式．自

己弁を残すことに伴う設定・調整の難しさがある弁尖延長術よりも確実性が高いと考える外科医が選択を始めている．1尖のみの適応もあるが，3尖または2尖の弁尖すべてを置換する場合もある．弁尖の成長は期待できないが弁輪の成長は期待でき，全身状態・心機能を維持しながら次に繋げる手術として年長児で試行が始まっている．

4　当院での補填物を用いた高度弁形成の経験

2008〜2009年に8例実施したが確実性に懸念がありいったん中断した．その後の成人領域での弁形成手技の確立とそれに伴う成績向上を背景に2012年から再開して9例，合計17例を経験した．

当院の経験では，3歳以下例では補填素材の劣化スピードが非常に早いうえ成長に伴うサイズの変化も大きいため3年程度で再手術を必要とする例が多かった．しかし，適切な選択肢のない対象群（人工弁選択も困難で，Ross手術も年長群より成績不良）に対する救命率を向上させ，しかも弁輪の成長が得られていることから，より良い治療選択への繋ぎの手術として意味があると考えている．逆に，6歳以上例では，前半期に実施した1例が2年後に再手術を経験したがそれ以外では再手術を経験しておらず，小児領域でも年長群に対しては有効な選択肢になりうると感じている．

おわりに

小児の大動脈弁治療は，「解剖学的大動脈弁」そのものに対する治療はもちろん，「体循環流出路弁」に対する治療が確実に増加している．その治療体系の中で弁形成術は欠かせない選択肢となっており，補填物を用いたより高度な形成術も含めて機会が増加していくことが予想される．

【Column】―世界の弁形成術のリーダー達―

Axel Haverich

Axel Haverich教授は1978年にHannover medical school（MHH）を卒業後，外科トレーニングをHans Borst教授のもとで受けた．1984年にStanford大学での留学を経て，Kiel大学の主任教授として赴任した．Borst教授の腹案としては，MHHの自身の後継者としてHaverich教授を指名する予定であったが，独では学内での昇格が禁じられているが故の転任であった．

1996年にBorst教授の敷いた路線通り，主任教授としてMHHに復帰．相前後して受賞した独最大の科学賞であるライプニッツ賞の賞金をもとにMHHにライプニッツ研究所（LEBAO）を設立した．LEBAOでは脱細胞化弁の研究において世界的な業績を上げている．すでに脱細胞化大動脈弁，肺動脈弁の臨床応用を開始しており，これまで良好な短期中期成績が報告されている．

手術は精緻にして華麗．reimplantation法をいち早く取り入れ，2000年頃にはすでに世界最多の症例数を誇り，優れた臨床研究が大動脈弁温存術式の普及を進めたと言っても過言ではない．博識で温和な人柄であるが，特に知日派として知られており，日本からも多数の留学生がMHHで学んできた．門下生からは独に限らず，日本を含む全世界で多数の教授を輩出している．ワイン通であり，Hannover出身のバンドScorpionsとも親交がある．
（湊谷謙司：国立循環器病研究センター心臓血管外科）

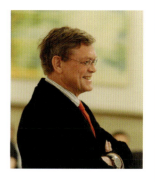

ONE POINT ADVICE

若年者における大動脈弁形成術の意義

八島正文・荒井裕国
東京医科歯科大学大学院医歯学総合研究科
心臓血管外科学

はじめに

本稿では身体の成長が終了した若年者を対象として，若年者の特徴と人工弁置換術の問題点，弁形成術のメリット・デメリットについて述べる．

1. 若年者の特徴

若年者の特徴は，身体活動性および代謝活性が高いことである．若年者は外傷の好発年齢であり，他人との接触プレイが多いスポーツ参加を希望することも多い．交通事故の負傷者数も30歳代が最も多く，次いで40歳代，若者（16～24歳）の順となっている[1]．このため出血を助長する薬剤はできるだけ避けたい．さらに運動時には高心拍出量となるため大動脈弁位での圧損失がより少ない治療方法が好ましい．社会活動が活発であるため時間的余裕が少なく通院が困難になったり，薬剤費用が経済的負担となったりする．患者によっては一人暮らしが始まるなど食生活を含む生活環境が変化することや，学業や仕事が忙しくなり生活のリズムが不規則となることも手術後の治療，特に服薬のアドヒアランスに悪影響を及ぼしうる．身体活動性の中には性的活動も含まれ，男女ともに生殖年齢である．女性では，特に妊娠中は循環血液量が約40％増大し心臓の負担となるため，確実な外科治療が望まれる．胎児の器官形成期にワルファリンなどの催奇形性のある薬剤は絶対に避けなければならないので，挙児希望の女性には，抗凝固療法としてワルファリンが必須となる機械弁は使用できない．一方，若年者はカルシウムの代謝活性が高いため，生体弁の石灰化の進行が早い．

2. 人工弁置換術の問題点

a. 構造

機械弁は2葉弁，生体弁は3弁尖を有する構造で，最大開放角を得るようにさまざまな工夫が施されているが，弁尖の開放にはわずかではあるがエネルギーロスが生じる．弁尖周囲に必ずフレームとsewing cuffが存在するため，有効弁口面積 effective orifice area (EOA) はどうしても本来の弁口面積より狭くなる．その結果運動負荷時に圧較差が増大し[2]，活動性の高い若年者にとっては不都合である．

b. 耐用年数

機械弁にはパイロライトカーボンが使用され，素材の耐用年数が問題となることはない．一方，生体弁最大の弱点は石灰化による弁尖構造の劣化である．代表的なブタ弁である Mosaic 弁（Medtronic 社）の弁構造破壊による弁摘出回避率（15年）は60歳以下で49.3％，60歳超70歳以下で80.8％，70歳超で98.6％と報告されている[3]．同じく代表的なウシ心嚢膜弁である Carpentier-Edwards pericardial (CEP) 弁（Edwards lifescience 社）の弁機能不全による再手術回避率（15年）は65歳未満で47.2％，65歳以上で94.4％[4]と，いずれも若年者が不良である．このように若年者における生体弁の耐用年数が短いのは，若年者のカルシウム代謝が高く生体弁の石灰化が早く進行するためである．このため若年者への生体弁の使用は，挙児希望など特別な場合を除き推奨されない．石灰化を回避できる可能性のある脱細胞化弁[5]への期待が高まるが，いまだに一般的な治療法ではない．

c. 機能不全

機械弁で弁機能不全となる原因は血栓形成，組織増生による開放制限または閉鎖不全，あるいは両者の合併である．生体弁では上記に加え，石灰化による弁尖構造の劣化から，狭窄/閉鎖不全をきたす．

d. 弁周囲逆流

機械弁，生体弁ともに弁周囲逆流が起こりうる．特に弁輪の石灰化が著明な大動脈弁狭窄症例において生じやすい傾向がある．現在は術中経食道エコーの普及で，遺残逆流が放置されることは少なくなった．

e. 人工弁感染

1年以内の早期人工弁感染の発生頻度は5％で，その後生体弁で0.91％/patient-year，機械弁で0.27％/patient-year の危険性が存在する[6]．実際に発生すると48.9％と高い確率で再手術が必要となり，病院死亡率も22.8％と高い[7]．その際には大動脈基部置換術などの拡大手術が必要になる場合もある．

f. 抗凝固療法

機械弁では抗凝固療法が必須であり，ワルファリンが唯一信頼性のある抗凝固薬である．ワルファリンは，その効果が食事や他の薬剤の影響を受けやすく，稀に生命に関わる出血イベントを発生させ，出血のリスクは加齢に伴い増大する．逆に効果が不十分な場合，血栓塞栓症が生じうる．治療域内での厳密な薬効コント

ロールが重要であり，PT-INR自己測定が一般的でない本邦では定期的な通院と血液検査が生涯にわたって必要である．ワルファリンは，胎児の器官形成期の催奇形性が問題となるため，挙児希望の女性には機械弁を使用できない．一方，生体弁に対する抗凝固療法は術後数ヵ月間のみ行われ，それ以降は原則不要である．

3．Ross手術

自己肺動脈弁を大動脈弁位に自家移植するRoss手術は大動脈弁疾患に対する治療法の一つのオプションである．Ross手術は優れた血行動態をもたらすとともに，抗凝固療法を回避できるため，挙児希望の女性および職業やスポーツなどによる外傷受傷の可能性が高い症例にとっては適応を考慮すべき術式である．一方でRoss手術は難易度が高く（早期死亡3.2%）[8]，安定した成績をもたらすために熟練を要する手術であることも事実であり，経験豊富な施設での手術が望ましい．長期成績では18歳超のグラフト不全発生率が，大動脈弁位，肺動脈弁位それぞれ1.14%/patient-year，0.65%/patient-yearである[8]．術後10年での両者の合計は17.9%と決して低くなく，長期的には単弁疾患を2弁疾患に陥らせる可能性も孕むため，適応判断は慎重であるべき手術といえる．ただしinclusion cylinder method[9]では，早期死亡0%で，大動脈弁における15年での再手術回避率99%との優れた成績も報告されている．

4．弁形成術のメリット・デメリット

人工弁の問題点を克服できれば，それが弁形成術のメリットとなりうるが，実際の成績はどうであろうか．65歳未満に限定した機械弁による大動脈弁置換の報告[10]によると，30日死亡率は1.1%で生存率は5年95%，10年87%．人工弁機能不全回避率は5年95%，10年91%である．一方，弁形成術の成績[11]は，病院死亡3.4%，再手術回避率は二尖弁の場合5年88%，10年81%，三尖の場合5年97%，10年93%と遜色のない成績も得られている．しかし，若年者（18～45歳）における形成術と機械弁置換術のQOLの比較では，際立った差を認めないとの報告もある[12]．

弁形成術は，活動性の高い若年者にとって，抗凝固療法が不要で人工弁に起因するトラブルから開放され，投薬や頻回な通院が不要となる点で理想的な治療方法である．しかし確実な病変の制御と，安定した長期成績が要求され，人工弁置換術と同等かそれ以上の優れた成績でなければ，逆に再手術の機会を増やす結果となる．若年者における大動脈弁形成術は，技術的に可能であれば第一選択とするべき術式であるものの，大動脈弁形成術のハードルは決して低くはない．

文献

1) 警視庁交通局：平成25年中の交通事故の発生状況．http://www.e-stat.go.jp/SG1/estat/List.do?lid=000001117549
2) Dumesnil, JG et al：Valve prosthesis hemodynamics and the problem of high transprosthetic pressure gradients. Eur J Cardiothorac Surg 1992；6(Suppl 1)：S34-S37；discussion S38
3) Mosaic aortic bioprosthesis 17-year Compendium. Medtronic Inc.
4) Minakata, K et al：Long-term outcome of the Carpentier-Edwards pericardial valve in the aortic position in Japanese patients. Circ J 2014；78：882-889
5) da Costa, FD et al：The early and midterm function of decellularized aortic valve allografts. Ann Thorac Surg 2010；90：1854-1860
6) Piper, C et al：Prosthetic valve endocarditis. Heart 2001；85：590-593
7) Wang, A et al：Contemporary clinical profile and outcome of prosthetic valve endocarditis. JAMA 2007；297：1354-1361
8) Takkenberg, JJ et al：The Ross procedure：a systematic review and meta-analysis. Circulation 2009；119：222-228
9) Skillington, PD et al：Inclusion cylinder method for aortic valve replacement utilising the Ross operation in adults with predominant aortic stenosis-99% freedom from re-operation on the aortic valve at 15 years. Glob Cardiol Sci Pract 2013；2013：383-394
10) Bouhout, I et al：Long-term outcomes after elective isolated mechanical aortic valve replacement in young adults. J Thorac Cardiovasc Surg 2014；148：1341-1346
11) Aicher, D et al：Aortic valve repair leads to a low incidence of valve-related complications. Eur J Cardiothorac Surg 2010；37：127-132
12) Aicher, D et al：Quality of life after aortic valve surgery：replacement versus reconstruction. J Thorac Cardiovasc Surg 2011；142：e19-e24

第Ⅱ章　各論

8. 大動脈弁狭窄症に対する自己心膜を用いた大動脈弁再建術―尾崎法―

尾﨑重之　東邦大学医療センター大橋病院心臓血管外科学講座

はじめに

　最近の弁膜症に対する治療の進歩は著しく，新しい生体弁・機械弁の開発や自己弁温存術式の発展により，根治性を求める術式のみならず，より良いQOLを得るための術式が求められている．僧帽弁領域で発達した弁形成術も近年，大動脈弁閉鎖不全症aortic valve insufficiency（大動脈弁逆流aortic valve regurgitation；AR）に対して行われるようになってきたが，大動脈弁狭窄症aortic valve stenosis（AS）に対する形成術はいまだ確立されていない．当科ではこれらの大動脈弁疾患に対し「自己心膜大動脈弁再建術」を施行している．2007年4月より開始した手術方法であるが，当院で2015年1月末までに765名の患者がこの手術を受けており，とても良好な成績を得ている[1〜12]．

1　術式の変遷

　ASに対する形成術の歴史を見てみると，1980年台後半から1990年代にはcavitron ultrasonic aspirator（CUSA）を使用して石灰化弁尖の石灰化を除去する方法がとられてきた．確かに弁尖の可動性は改善し，大動脈弁前後での圧較差は減少し，弁口面積の増大も認められた．しかしながら術後2年弱でARの増大を認め，ASに対して石灰化弁尖をCUSAにて除去する方法は中断されるようになった[13]．また，以前よりARに対してaortic cusp extensionという方法が施行されており，中期遠隔成績は良好であるという多くの報告がある．ASには施行されていなかったが，1980年台後半よりDuranらはASに対しても施行するようになった[14]．しかしながら，より多くのcoaptationを得るために切除後の弁尖に移植する心膜stripの幅を大きくし過ぎると弁尖が冠動脈入口部を覆ってしまい，心筋虚血を誘発する可能性があることがわかり，Duranらは途中からaortic cusp extensionという方法を中断し，弁尖すべてを心膜にて置き換える方法を施行するようになった[15]．しかし，Duranらの方法は心膜で作る3弁尖の大きさは同じであるため，サイジングの段階で大動脈弁の交連部の位置が均等に配置している症例のみを手術適応としている．よって2尖弁にはこの方法は適応されていない．

2　長所・短所

　最大のメリットは「生体との適合性」である．「異物」である人工弁を移植しないので，拒絶反応がなく，脳梗塞などを起こすリスクが低いと考える．

　① ワルファリンなどの抗凝固療法を必要としないこと：術後，抗血小板薬であるバイアスピリンを服用するのみで，実際に手術後に脳梗塞を起こした症例はない．

　② 大動脈弁前後での低い圧較差：人工弁置換と違い，有効弁口面積が大動脈弁輪部と等し

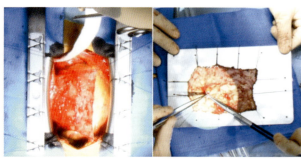
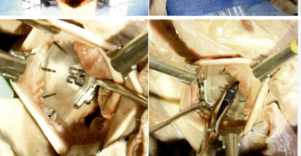

図1 自己心膜採取法と交連部間距離の測定

くなるため，先に述べた狭小大動脈弁輪症例に対しても，弁前後での圧較差はほとんどない．

③ 経済性：この手術では自己組織を使用しているので，人工弁を使わない経済的メリットもある．

④ 安全性：人工物を使用しないため，感染に対する抵抗性が強いと考えられる．

⑤ 再手術時の多様性：再手術時，強固に癒着した人工弁を摘除する必要はなく，自己心膜弁を切除するのみで再手術可能である．

3　手技の実際（図1～4）

われわれが施行している手術方法は，自己心膜を少なくとも7×8cm切除後，心膜をグルタールアルデヒドにて10分間処理する（図1）．石灰化弁尖切除後，弁輪の石灰化部分を超音波吸引器（CUSA）にて除去する．次に自己開発した弁尖サイザーにて各交連部間の円周距離を計測し（図1），その計測値に対応した大きさの弁尖を自己開発したテンプレートを使用して，グルタールアルデヒド処理した自己心膜にて作製する（図1）．このとき5mmの「wing

extension」を弁尖端の両側に作成する（図2）．作製した弁尖を13mm/TFの針を使用して図3のような運針で弁輪に直接縫い付けていく．最後に「wing extension」を17mm/RBの針を用いて大動脈外側の5×10mmのプレジェットに固定する（図4）．

4　私のコツ

Duranらのように，これまでの心膜を使用した形成術[15, 16]のannulus diameterからcusps' free-edge lengthを導き出す方法では必然的に同じ大きさのcuspしか作製できない．しかしわれわれの知見[4]では3弁尖では各交連部間の距離が3弁尖とも同じものが13％，2弁尖のみ同じものが57％，3弁尖ともに異なるものが30％であった．このことから異なる大きさの弁尖に同じ大きさの弁尖を縫い付けることに疑問を抱いた．また，cusps' contacting pointは，図5に示す通りcommissureの位置よりも低く，その高さは症例によって異なる．それゆえcusps' contacting pointが低ければcusps' free-edge lengthは長く，cusps' contacting

8. 大動脈弁狭窄症に対する自己心膜を用いた大動脈弁再建術—尾崎法—

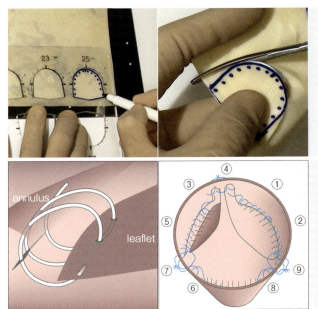

- 処理後の心膜を，水分を取り除き，滑面を上にしてプレート上に置く．これは，粗面に描画することができないからである
- 外科用皮膚マーカーでテンプレートの対応するウィンドウに沿って弁尖を描き，ドットを打つ
- テンプレートには5mmの「wing extension」のための穴が両側にあり，そのドットも打つ
- 大きな弁尖は，厚い横隔膜側の心膜から作る
- 切り出す前に心膜を固めの紙に貼りつけると，切り出しが容易になる
- 弁尖は描線の外側に沿って切る
- 5mmの「wing extension」を，弁尖端の両側につくる

- 弁尖は弁輪に下方から接着するように縫合する
- 運針は常に，弁尖は上方から下方へ，弁輪は下方から上方の方向である
- 各弁尖は，図で説明する順序に縫合する

図2 自己心膜弁の作製と弁尖縫合手順

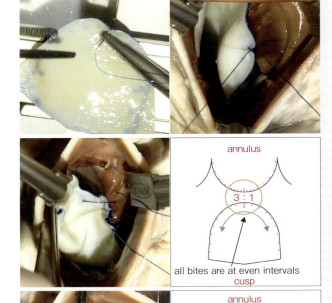

- 弁尖は，13mm/TFの針を用いて縫合する
- 弁尖の滑面が左室側を向くようにする．点や線を描画した面が左室側になる
- まず，針を，弁尖の中央点と対応する弁輪の中央点を通し，弁尖を左室側に落とした後，3回ノットを作成する

- 運針は，図のように進める
- 弁尖側では，点線にあわせて，等間隔で運針する
- 弁輪側の運針間隔は，弁輪底部付近では，弁尖の運針間隔の1/3（1：3）となるようにする
- 弁輪の底部付近でしっかりと縫い縮めることが重要である

- 1：3の運針を数回行った後は，常に弁尖の残りの長さを確認する
- 弁尖の残りの長さが，弁輪の残りの長さと同等かやや長い程度まで縫合した段階で，弁輪部の運針感覚と弁尖の運針間隔を同じにする
- 弁尖の最後の刺入部は常に辺縁部から5mmとする
- ドットが辺縁から5mm以内に表示されている場合，それらを無視し，辺縁から5mmに刺入する
- 最後の刺入点を通過後，針を真っ直ぐにして，大動脈壁を貫通させる．貫通させる場所は，交連部の2～3mm下とする

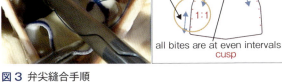

図3 弁尖縫合手順

103

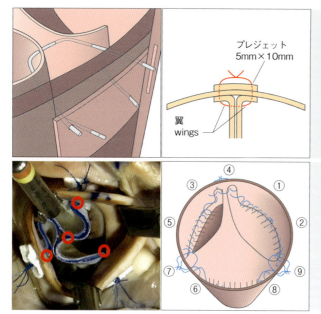

図4 交連部作成法と完成図

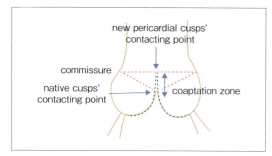

図5 大動脈弁再建術の基本理念

point が高いと cusps' free-edge length は短くなる．annulus diameter からこれらの要素をすべて考慮して cusps' free-edge length を導き出すことはかなり困難であると考えた．

われわれの方法は2つの骨子があり，

① 各交連部間の距離より cusps' free-edge length を導き出すこと．

② new pericardial cusp の contacting point は各交連部間を結んだ高さまで引き上げること．

これにより，3つの advantage が生まれる．

① coaptation zone の増大．

② cusps' contacting point と各交連部が同一平面上となり，交連部間距離と cusps' free-edge length が1：1に対応し，cusps' free-edge length を簡単に導き出すことができる．

③ cusps' contacting point と各交連部が同一平面上となることで，弁尖が閉じた時に弁尖同士が commissure の高さで支え合うことになるため，commissure にかかるストレスを軽減することができる．

以上のことより cusps' free-edge length を規定するものは交連部間の距離であると考え，測定値に基づいて弁尖を作製する方法を考案した[4]．

5 大動脈弁再建術のこれまでの成績

当科で施行した大動脈弁疾患に対する大動脈弁再建術の成績．

① 期間：2007年4月から2015年1月

② AS症例：519例，AR症例：246例（男性：385，女性：380）．2尖弁：195例，1尖弁：21例，4尖弁：2例，大動脈基部拡大症（大動脈弁輪拡張症 annuloaortic ectasia；AAE）：20例，感染性心内膜炎：22例．

③ 平均年齢：68.4±14.2歳

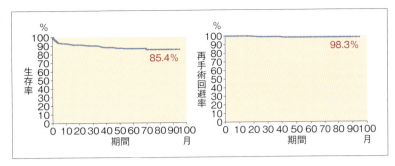

図6 生存率(左)と再手術回避率(右)

④ 術前の外科的弁輪径：20.9±3.3mm
⑤ 平均大動脈遮断時間：107.2±26.9分，平均人工心肺時間：150.1±29.4分
⑥ 生存率：85.4％，再手術回避率：98.3％(図6)

おわりに

「自己心膜大動脈弁再建術」は2007年4月から開始され，8年が経過した．再手術回避率は98.3％ととても良好な成績である．人工弁を必要とせず，抗凝固薬を服用しなくても脳梗塞などの合併症も起こしにくく，医療経済に最も貢献できる術式である．そのため，これまでにアジア各国(マレーシア，ベトナム，韓国，インドなど)や欧州(ドイツ)で手術が施行され，今年から米国(クリーブランドクリニック，コロンビア大学，ピッツバーグ大学，ボストン小児病院など)でも開始されるようになった．全世界からの注目度は高く，より耐久性に富んだマテリアルの開発にも取り組み，さらに日本から世界へ発信し続けていきたいと考える．

文献

1) 尾崎重之：心臓弁膜症．透析療法における心・血管系合併症と対策，第2版，草野英二ほか編，日本メディカルセンター，東京，2008, 161-174
2) 尾崎重之：(3)心臓弁膜症，透析患者における循環器合併症ガイドラインを考える．臨床透析 2008；24：1643-1652
3) 尾崎重之：大動脈弁疾患に対してオリジナル弁尖形成器を使用した大動脈弁形成術．Annual Review循環器2010，山口 徹ほか編，中外医学社，東京，2010, 319-325
4) Ozaki, S et al：Aortic valve reconstruction using self-developed aortic valve plasty system in aortic valve disease. Interact Cardiovasc Thorac Surg 2011；12：550-553
5) Yamashita, H et al：Tensile strength of human pericardium treated with glutaraldehyde. Ann Thorac Cardiovasc Surg 2012；18：434-437
6) Kawase, I et al：Aortic valve reconstruction of unicuspid aortic valve by tricuspidization using autologous pericardium. Ann Thorac Surg 2012；94：1180-1184
7) Kawase, I et al：Aortic valve reconstruction with autologous pericardium for dialysis patients. Interact Cardiovasc Thorac Surg 2013；16：738-742
8) Ozaki, S et al：A total of 404 cases of aortic valve reconstruction with glutaraldehyde-treated autologous pericardium. J Thorac Cardiovasc Surg 2014；147：301-306
9) Ozaki, S et al：Aortic valve reconstruction using autologous pericardium for patients aged less than 80 years. Asian Cardiovasc Thorac Ann 2014；22：903-908
10) Ozaki, S et al：Reconstruction of bicuspid aortic valve with autologous pericardium—usefulness of tricuspidization. Circ J 2014；78：1144-1151
11) Ozaki, S et al：Aortic valve reconstruction using autologous pericardium for patients aged less than 60 years. J Thorac Cardiovasc Surg 2014；148：934-938
12) Ozaki, S et al：Aortic valve reconstruction using autologous pericardium for aortic stenosis. Circ J 2015；79：1504-1510
13) Kellner, HJ et al：Aortic valve debridement by ultrasonic surgical aspirator in degenerative, aortic valve stenosis：follow-up with Doppler echocardiography. Eur J Cardiothorac Surg 1996；10：498-504
14) Duran, CM at al：From aortic cusp extension to valve replacement with stentless pericardium. Ann Thorac Surg 1995；60：428-432
15) Al Halees, Z et al：Up to 16 years follow-up of aortic valve reconstruction with pericardium：a stentless readily available cheap valve? Eur J Cardiothorac Surg 2005；28：200-205
16) Chan, KMJ et al：Truly stentless autologous pericardial aortic valve replacement：an alternative to standard aortic valve replacement. J Thorac Cardiovasc Surg 2011；141：276-283

ONE POINT ADVICE

自己心膜弁尖の形状の工夫

澤﨑　優
小牧市民病院心臓血管外科・弁膜症センター

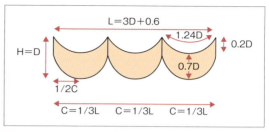

図1　Duran法のテンプレート
D：弁輪径，L：パッチの横幅，H：パッチの高さ，C：各弁尖の横幅

はじめに

　自己心膜を用いた大動脈弁置換術は，多くの心臓外科医によって試みられてきたが，その遠隔成績についての報告はAL Haleesら[1]のDuran法（図1）の成績のみである[2]．グルタルアルデヒド処理した自己心膜を図1のようにトリミングし，大動脈弁を作成する．65例の平均10.5年，最長16年の成績は，endocarditisが7例（10.8％）と多いことがあげられるが，これを除くとstructural valve deterioration（SVD）回避率は10年で80±5％，15年で58±9％と人工弁に比して良好とはいえない．しかし，これが，30年前の心エコー法の初期の時代の成績であると考えると，より手術の精度を上げることで，さらなる成績向上を望めるのではないであろうか．

　近年，韓国のSongらや日本のOzakiら[3]が自己心膜弁の良好な初期成績を報告している．尾崎法はendocarditisの発生も0.5％と低く，自己心膜弁の逆流ジェットや乱流など感染の原因になるような要因の少ない精密な術式であるといえる．404例の検討で，3.5年後の最大圧較差は平均13.8±10.2 mmHg，53ヵ月後の再手術回避率も96.2％と良好な初期成績を報告している．しかし，自己心膜という素材と，グルタールアルデヒド法による固定を用いているのは同じであり，10年を超えてくるとSVDの発生が危惧されるため，現在のところ，おおむね70歳以上，特に狭小弁輪症例によい適応であると考えられる．

　尾崎法は臨床上，弁口面積も大きく，初期成績も良好で，特別な問題点はない．しかし，作成した大動脈弁を心エコーで観察すると弁尖の高さは不必要に高すぎる．これは大動脈弁逆流を防ぐための安全域であるというが，ヒトやブタの正常の大動脈弁の弁尖形状よりはるかに大きい．そこで著者らはブタの弁尖の計測を行い，弁尖の高さを次の計算式で導き出した．

$$\text{geometric height} = \text{effective height} + 弁輪径/2$$

（図2）

これに縫い代1 mmとしわになる部分1 mmを加え

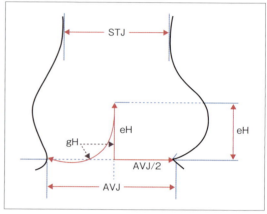

図2　gH＝eH＋AVJ/2
gH：geometric height，eH：effective height，AVJ：aorto-ventricular junction，STJ：sino-tubular junction

たものが，cusp height（弁尖の高さ）となる．cuspの幅は尾崎法とほぼ同じとなったが，経験的に交連部間距離をc-cとすると，cusp width＝c-c/2＋17.5 mm＋縫い代1 mm×2で導き出せる（図2）．これらの計算式から独自のテンプレートを作成した（図3）．

　2013年7月より2014年11月まで本テンプレートを用いて，大動脈弁狭窄症19例に自己心膜大動脈弁を作成した．年齢は平均77±6.7歳，男性40％．合併手術は，僧帽弁形成3例，冠動脈バイパス3例，上行置換2例，MAZE手術1例，三尖弁輪縫縮1例であった．当施設で行った尾崎法9例を対照群とした．

1．結果

　全例でmild以上の大動脈弁逆流aortic regurgitation（AR）なく大動脈弁を再建できた．術後の平均圧較差は尾崎法で6.3±0.6 mmHg，本法で6.1±0.6 mmHg（p＝0.439）と差がなく，心エコーによるeffective heightは尾崎法で16.6±0.8 mmHg，本法で11.8±0.8 mmHg（p＝0.0009）と弁高は5 mmほど低く抑えることができた．これは正常なヒト大動脈弁の値に近かった．

2. 考察

　尾崎法は臨床成績も良好で確立されつつある自己心膜弁再建術であることはいうまでもない．しかし，自己弁膜による形成の可能性のある逆流病変に対しても404例中115例に自己心膜弁を適応している．一方，本法は経過観察期間が短く遠隔成績が不明であるが，術後1年程は自己心膜弁の高さが低くてもさらに退縮することはなかった．正常なヒト大動脈弁尖の大きさに近づけることにより，1弁尖のみ形成するなど大動脈弁形成術の新たな手技の一つとして道を開くものと考える．

おわりに

　自己心膜弁の形状をブタ弁を参考にして工夫し，独自のテンプレートを作成し臨床応用し，良好な初期成績を得た．

文献

1) AL Halees, Z et al：Up to 16 years follow-up of aortic valve reconstruction with pericardium：a stentless readily available cheap valve? Eur J Cardiothorac Surg 2005；28：200-205

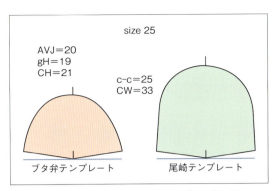

図3 ブタ弁テンプレートと尾崎テンプレートの違い
c-c：交連間距離，CH：テンプレートの弁尖の高さ，CW：テンプレートの弁尖の幅，AVJ：aorto-ventricular junction

2) Duran, CM et al：Aortic valve replacement with autologous pericardium：surgical technique. J Card Surg 1995；10：1-9

3) Ozaki, S et al：A total of 404 cases of aortic valve reconstruction with glutaraldehyde-treated autologous pericardium. J Thorac Cardiovasc Surg 2014；147：301-306

III章で使用する略語一覧

- AF：心房細動 atrial fibrillation
- AR：大動脈弁逆流 aortic regurgitation
- AS：大動脈弁狭窄 aortic stenosis
- AVA：大動脈弁口面積 aortic valve area
- AVJ：aorto-ventricular junction
- AVO：大動脈弁開放 aortic valve opening
- AVP：大動脈弁形成術 aortic valvuloplasty
- AVR：大動脈弁置換術 aortic valve replacement
- AXC：大動脈弁遮断 aortic cross-clamping
- BNP：脳性ナトリウム利尿ペプチド brain natriuretic peptide
- CPB：人工心肺 cardiopulmonary bypass
- CTR：心胸郭比 cardiothoracic ratio
- eH：effective height
- gH：geometric height
- IVS：心室中隔 intervenricular septum
- LAD：左前下行枝 left anterior descending artery
- LCC：左冠尖 left coronary cusp
- LVDd：左室拡張末期径 left ventricular end-diastolic diameter
- LVDs：左室収縮末期径 left ventricular end-systolic diameter
- LVEDV：左室拡張末期容量 left ventricular end-diastolic volume
- LVEDVI：左室拡張末期容量係数 left ventricular end-diastolic volume index
- LVEF：左室駆出率 left ventricular ejection fraction
- LVESV：左室収縮末期容量 left ventricular end-systolic volume
- LVESVI：左室収縮末期容量係数 left ventricular end-systolic volume index
- LVFS：左室短縮率 left ventricular fractional shortening
- LVOT：左室流出路 left ventricular outflow tract
- LVPW：左室後壁 left ventricular posterior wall
- MR：僧帽弁逆流 mitral regurgitation
- MVP：僧帽弁形成術 mitral valvuloplasty
- MVR：僧帽弁置換術 mitral valve replacement
- NCC：無冠尖 noncoronary cusp
- PCWP：肺動脈楔入圧 pulmonary capillary wedge pressure
- Qp/Qs：体肺血流比 pulmonary blood flow/systemic blood flow
- RCC：右冠尖 right coronary cusp
- SAM：収縮期前方運動 systolic anterior motion
- STJ：sino-tubular junction
- SVG：大伏在静脈グラフト saphenous vein graft
- TAP：三尖弁形成術 tricuspid annuloplasty
- TR：三尖弁逆流 tricuspid regurgitation
- Vmax：最大血流速度 maximal velocity
- VSD：心室中隔欠損 ventricular septal defect

第Ⅲ章
症例検討
―この症例ならどうする？―

1. geometric height が低い症例をどうするか？

清水　篤・高梨秀一郎　榊原記念病院心臓血管外科

■症　例	44歳，男性，178.8 cm，98.3 kg，体表面積 2.17 cm²
■既往歴	高血圧，脂質異常症．
■現病歴	健診で心雑音を指摘され，精査にて軽度の大動脈基部拡大，severe AR と左室拡大と診断され，手術目的に紹介．
■術前エコー （TTE・TEE）	AR Ⅳ度，（LVDd 61 mm，LVDs 40 mm），AVJ 27 mm，Valsalva 洞径 40 mm，STJ 31 mm，gH NCC 20 mm，LCC 20 mm，RCC 11 mm（収縮期 19 mm），RCC 弁腹に bending があり逸脱を生じ弁中央より僧帽弁前尖方向に偏在する逆流となっている（図1）．
■術前CT （4DCT）	AVJ 29 mm，Valsalva 洞径 44 mm，STJ 36 mm，gH NCC 21 mm，LCC 20 mm，RCC 16 mm，RCC は弁腹に bending あり（図2）．

■ 術式

上行置換，remodeling + external ring annuloplasty．

■ 手術方法

胸骨正中切開，弓部送血と2本脱血で人工心肺を開始．大動脈遮断後に大動脈基部を剝離，術中計測（AVJ 29 mm，gH NCC 22 mm，LCC 19 mm，RCC 23 mm，NCC-LCC 交連の高さ（Brussels height）27 mm）．RCC は LCC 交連側の自由縁が延長し弁腹の bending と先端側に pouch を形成．Valsalva graft 26 mm を用いて remodeling 法による基部置換．effective height（eH）を計測し，LCC と RCC に central plication を置いたが RCC は eH が上昇せず LCC 側に逸脱が残存．0.6％グルタールアルデヒドで処理した自己心膜パッチを用いて RCC 弁尖先端の LCC 側約半分をパッチ補強した．RCC に central plication を追加し，eH は 8 mm となった（図3）．人工血管 body で作成したリングを弁輪部に縫着．左右冠動脈再建後に遠位側吻合を行い大動脈遮断を解除．人工心肺からの離脱は問題なく，術中エコー所見も AR はほぼなしであった．

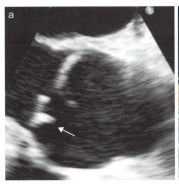 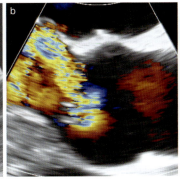 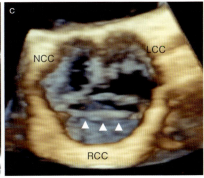

図 1 術前経食道エコー
a：長軸像．弁腹に bending を伴った RCC の逸脱（矢印）．
b：長軸像カラー．弁中央から僧帽弁前尖方向に偏在する severe AR．
c：大動脈弁 3D．RCC 弁腹の bending（矢頭）．

図 2 術前 CT（4DCT）
a：NCC．GH 21 mm，eH 10 mm．
b：LCC．GH 20 mm，eH 10 mm．
c：RCC．GH 16 mm，eH は逸脱により測定できなかった．

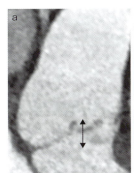 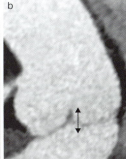 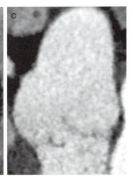

私のコツ

パッチを用いた弁尖形成では，病的な弁尖を避け健常な薄い弁尖に縫合しようとすると縫合部破綻の危険が生じるため，bending した肥厚した部分を運針に利用する．もし薄い弁尖に縫合線が及ぶ場合には，7-0 などの細い縫合糸を使用する．縫合は interlocking suture とし，糸を数針使用するなど縫合線の瘢痕短縮を予防する．

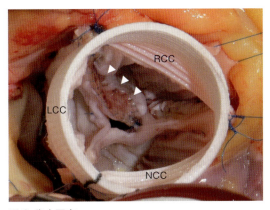

図 3 術中写真
RCC の逸脱に対して LCC 側に凸レンズ型の自己心膜パッチを縫着（矢頭）．さらに LCC と RCC に central plication を追加して，eH 8 mm とした．

■ 術後経過

術当日抜管，術翌日 ICU 退室，術後 9 日目に独歩退院．

■ 術後エコー

AR trivial，AVJ 22 mm，Valsalva 洞径 32 mm，STJ 26 mm，eH 9 mm（図 4）．

■ 術後 CT（4DCT）

AVJ 25 mm，Valsalva 洞径 35 mm，STJ 31 mm，eH 8 mm（図 5）．

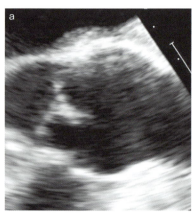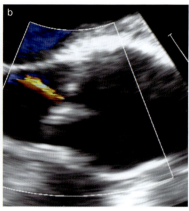

図4 術後経食道エコー
a：長軸像．RCC の逸脱は解消し良好な接合が得られている．
b：長軸像カラー．弁中央からまっすぐな逆流（trivial）．

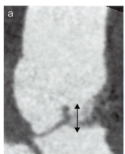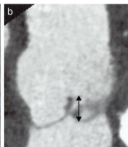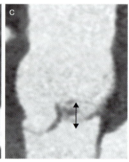

図5 術後 CT（4DCT）
a：NCC．GH 19mm，eH 8mm．
b：LCC．GH 20mm，eH 8mm．
c：RCC．GH 20mm，eH 8mm．

> **キーポイント**
>
> 　弁尖の大きさを客観的に評価することは，大動脈弁温存手術を成功させるうえで重要である．弁尖の大きさは弁の高さ gH と自由縁の長さ，弁輪レベルから弁尖先端までの高さ eH で評価することができるが，術中の計測のしやすさと再現性の良さから gH が最も参考になると考えられている．Schäfers らは，術中に計測した gH で3尖弁 16mm 以下，2尖弁 19mm 以下の症例は術後早期に弁置換を必要としたとして，これらの gH が弁温存手術の cut-off 値と提唱した．
>
> 　本例では，術前の計測で bending を生じていた RCC の gH は 11〜16mm と短縮が予測された．術中の測定では 23mm と十分な大きさであったが，central plication のみでは弁尖の良好な形態を得ることができなかった．bending のような変形を生じている弁尖では，術中の gH に比して，機能的な gH は短縮していることが示唆された．これらは術前の心拍動下での計測で予測される可能性がある．また，術中に計測する gH は弁尖の展開や伸ばし具合で誤差を生じることもあり，我々は術前のエコーや CT での計測値を参考に判断することが大切であると考えている．
>
> 　gH が低いと判断された場合，基部置換でグラフトサイズの選択に困れば小さいサイズを選択し，eH の目標値を 6〜8mm とする．Schäfers らが提唱した eH 9mm という目標値は，gH が 20〜22mm の症例を対象とした数値である．gH が低い場合には，過度な調整により eH が増加することなく弁尖先端が外側に curling することで，弁中央部の逆流が増加し逆流の制御にとって不利となる．
>
> 　それでも逆流が制御できない場合には，最小限の自己心膜を用いた弁尖の延長を考慮する．ただし，自己心膜の使用に際しては，弁尖をよく観察し最低限の使用とし，パッチのデザインと運針方法に注意し縫合線を縫縮させない工夫が必要となる．
>
> 　最後に gH が低い症例は形成困難な症例であることを常に念頭に入れ，年齢によっては弁置換への変更を躊躇しないことが大切であると考える．

第Ⅲ章 症例検討—この症例ならどうする？—

2. 狭窄のある2尖弁をどうするか？

阿部恒平・川副浩平* 聖路加国際病院心血管センター心臓血管外科・
*関西医科大学附属滝井病院心臓血管病センター

はじめに

　大動脈弁狭窄を伴う場合は，現時点の治療ではそのほとんどで弁置換が適当と思われる．しかしながら生体弁では長期的に再手術が必要な年齢で，限局的な硬化病変に伴う狭窄の場合，弁形成が適応になる場合がある．弁形成の方法としては，硬化した病変のdecalcification・slicingによる方法と，自己心膜など組織を用いた部分的置換法がある．それぞれの症例を提示する．

■症例1	61歳，女性，身長151 cm，体重49 kg，体表面積1.44 m²
■既往歴	16歳時 リウマチ熱，49歳時 高血圧症，55歳時 脂質異常症.
■現病歴	16歳時に高熱を契機に当院入院．リウマチ熱の診断となり以後外来経過観察となっていた．55歳時の心エコー検査で大動脈弁2尖弁およびmoderate ARを指摘された．60歳時になってsevere ARとなり，労作時の動悸症状も認めるため手術適応となった．
■術前エコー	AR severe, AS moderate, Vmax 3.3 m/s, 大動脈弁圧較差 45(27) mmHg, AVJ 24 mm, Valsalva洞径 36 mm, STJ 35 mm, LVDd/Ds 51/34 mm, LVEF 68%, RCC/LCCの癒合した2尖弁，rapheに硬化を認める．
■術前CT	冠動脈有意狭窄なし．上行大動脈は最大径52 mmに拡大．

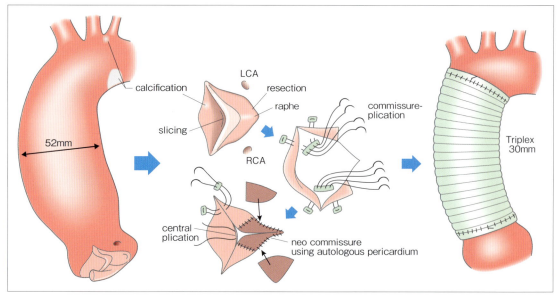

図1 症例1の手術シェーマ

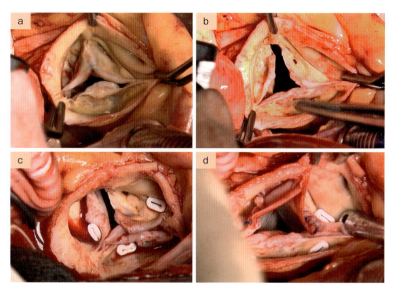

図2 症例1の手術所見
a：RCCとLCCの癒合弁尖を認め，rapheは硬化している．
b：硬化したrapheを切除している．
c：RCC/NCC間とLCC/NCC間にannuloplastyを加えている．
d：グルタルアルデヒド処理自己心膜で切除部位を置換して新たな交連を作成している．

■ 術式

上行大動脈置換，大動脈弁形成術（3尖弁化，自己心膜使用）．

■ 手術方法

胸骨正中切開，上行大動脈送血，右房1本脱血で人工心肺確立．大動脈遮断下に大動脈弁を観察．RCC/LCC間のrapheの硬化を認めた（図1）．各交連間距離はNCC 35 mm，RCC 33 mm，LCC 33 mmと均等であった．rapheを含めて硬化した部分を切除．0.7％グルタルアルデヒド処理した自己心膜を用いて図2のように形成を行った．新たな交連を他の2交連と同等の高さになるよう調整．弁輪は27 mmであったためNCC/RCCおよびNCC/LCC間を縫縮した．各弁尖の高さを確認し，effective heightが8 mmになるようNCCのcentral plicationを施行．上行大動脈を置換して終了した．

■ 私のコツ

自己心膜を free margin として用いる場合，グルタルアルデヒド処理心膜の方が短縮することがないため，有利である．

■ 術後経過

手術当日に抜管．術後2日目に ICU 退室．術後11日目に独歩退院．

■ 術後エコー

AR trivial（central），AVA $1.7cm^2$，Vmax 2.0m/s，大動脈弁圧較差 16（9）mmHg，AVJ 30mm，Valsalva 洞径 32mm，STJ 24mm．

■症例2	66歳，女性，身長 160cm，体重 52kg，体表面積 $1.53m^2$
■既往歴	特記すべきことなし．
■現病歴	65歳時の健康診断で施行された胸部 CT で上行大動脈径の拡大を指摘され当院紹介受診．上行大動脈径 52mm であり，心エコー検査で大動脈弁2尖弁および mild AS を指摘された．このため手術適応となった．
■術前エコー	AR（−），AS mild，Vmax 2.6m/s，大動脈弁圧較差 28mmHg，AVJ 28mm，Valsalva 洞径 34mm，STJ 32mm，LVDd/Ds 44/29mm，LVEF 63％，RCC/LCC の癒合した2尖弁，raphe に硬化を認める．
■術前 CT	冠動脈有意狭窄なし．上行大動脈は最大径 52mm に拡大．

■ 術式

上行・部分弓部大動脈置換，大動脈弁形成術（decalcification）．

■ 手術方法

胸骨正中切開，上行大動脈送血，右房1本脱血で人工心肺確立．大動脈遮断下に大動脈弁を観察．RCC/LCC 間の raphe の硬化を認めた．raphe 部分の硬化に伴う癒合弁尖の開放制限が AS の原因と判断し，同部位の石灰化をペアン鉗子と鑷子で切除．上行・部分弓部置換して終了した（図3, 4）．

■ 私のコツ

硬化性病変は通常大動脈側にあり，限局的であればペアンやロンジュール鉗子などで必要十分な除去が可能である．超音波破砕装置を用いる場合は後述する問題を認識しながら使用する必要がある．

■ 術後経過

手術当日に抜管．術後1日目に ICU 退室．術後9日目に独歩退院．

■ 術後エコー

AR（−），Vmax 1.7m/s，大動脈弁圧較差 13mmHg．

文献

1) Delos, M et al：Aortic valve decalcification：a new result. Ann Thorac Surg 1990；49：689-690
2) Joseph, M et al：Aortic valve debridement by ultrasonic surgical aspirator：A word of caution. Ann Thorac Surg 1990；49：746-753
3) Nezhad, ZM et al：Aortic valve repair with patch in non-rheumatic disease：indication, techniques and durability. Eur J Cardiothorac Surg 2014；46：997-1005

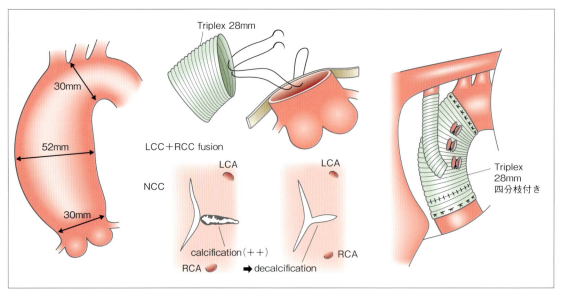

図3 症例2の手術シェーマ
LCA：左冠動脈，RCA：右冠動脈

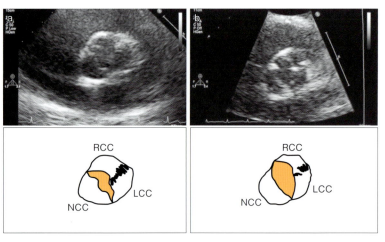

図4 症例2
a：術前経胸壁エコー．RCC/LCC間のrapheが石灰化していることにより癒合弁尖の開放制限を認める．
b：術後経胸壁エコー．rapheの石灰化が減少し，癒合弁尖の開放制限が低減している．

> **キーポイント**
>
> 　大動脈弁手術を必要とする2尖弁の2/3は大動脈弁狭窄症であり，そのほとんどの症例では弁形成は困難である．弁形成のポイントとしては，硬化性病変が限局していることであり，逆流がないか，わずかな場合はdecalcificationが良い適応となる．しかしながら遠隔成績は決して良好とはいえず，狭窄が高度で，decalcificationが広範囲に及ぶ場合は，置換を検討したほうが無難であると思われる．超音波破砕装置を用いた方法では，遠隔期に炎症に伴う硬化・短縮が報告されており[1,2]，使用する場合も限局的であることが望ましい．一方の自己心膜を用いた再建法では，良好なcoaptation zoneを作成することが可能であり，逆流を伴う症例では有効である[3]．尾崎法の3尖置換の方法と比較して，遠隔成績の明らかでない自己心膜を使用している部分が少なく，この部位が将来的に硬化変性しても残りの部分で弁口面積を保つことが可能である．硬化部分が少なく，癒合弁尖が逸脱しており，かつ硬化部位がrapheに限局している場合は，同部位を切除して縫縮し，逸脱を矯正することにより接合面を直線化する方法も一つのオプションである．

第Ⅲ章 症例検討—この症例ならどうする？—

3. Valsalva洞のborderline dilatationに対してどう対処すべきか？

松居喜郎　北海道大学大学院医学研究科循環器・呼吸器外科

症　例	18歳，男性，169cm，67kg，体表面積1.77m²
既往歴	特になし．
現病歴	13歳時心雑音指摘され経過観察．サッカーをやっていたが一度だけ胸痛あるも問題なく練習．実業団チームに入る前に精査し，手術適応とされた．
術前エコー	AR Ⅳ度，AVJ 35mm，Valsalva洞径40mm，STJ 23mm，LVDd 72mm，LVEF 50％（biplane MOD），大動脈2尖弁（前後型），AR severe，MR mild，TR mild，AS（−），弁口通過速度1.6m/s
術前CT	AVJ 35mm，Valsalva洞径35.7mm，STJ 23.5mm，上行大動脈21mm

■術式

reimplantation法，大動脈弁形成術．

■手術方法

胸骨正中切開，上行大動脈送血，右房脱血で人工心肺開始．大動脈基部をharmonic scalpelで剝離．大動脈遮断しretrograde＋antegrade CPにて心停止．大動脈をSTJ直上にて切断．大動脈弁はRCC，LCCが癒合した形態の前後型二尖弁．RCCは組織が余剰．fenestrationはなし．弁縁は肥厚しており，geometric heightはLCC 21mm，RCC 21mm，NCC 24mm．交連部の高さは28〜29mm．まず肥厚したraphe部分を切開し，raphe部位と前尖の弁縁をslicing．続いて冠動脈ボタン周囲を剝離し切離．Valsalva洞壁を切除．左室内から交連部3針，LCC下3針，NCC下5針，RCC下4針，プレジェット付きマットレス縫合で28mm Valsalva graft一層目縫着．トリミングした後，内側から大動脈壁をグラフトに縫着．raphe切開部を9針で前後弁尖縁が同じ長さになるように縫合．ついで冠動脈ボタンを縫着．最後に大動脈末梢側を縫合．無輸血で終了した．人工心肺時間228分，大動脈遮断時間193分であった．

■術後経過

術後4時間で抜管．術後2日目にICU退室．術後4年半経った現在，投薬なしでスポーツを楽しんでいる．

■術後エコー

術後4年目AR mild，MR mild，TR mild，LVDd 49mm，LVEF 55％（biplane MOD），AS（−），弁口通過速度2.0m/s．

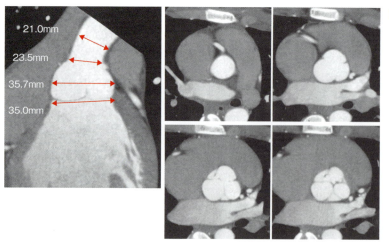

図1 術前CTによる大動脈基部構造評価

弁輪拡大のある2尖弁でありValsalva洞は40mmに満たない．effective heightは少ない．

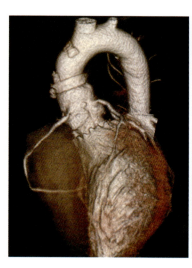
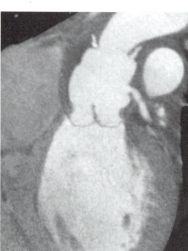

図2 術後8日目のCTによる大動脈基部評価

3D-CTでは良好な基部再建が確認できる．effective heightは多い．

文献

1) Bonow, RO et al：ACC/AHA 2006 guideline for the management of patients with valvular heart disease：A report of the American College of Cardiology/American Heart Association Task Force on Practice Guidelines developed in collaboration with the Society of Cardiovascular Anesthesiologists endorsed by the Society for Cardiovascular Angiology and Interventions and the Society of Thoracic Surgeons. J Am Coll Cardiol 2006；48：e1-e148

2) Tadros, TH et al：Ascending aortic dilatation associated with bicuspid aortic valve：pathophysiology, molecular biology, and clinical implication. Circulation 2009；119：880-890

3) Vahanian, A et al：Guidelines on the management of valvular heart disease (version 2012)：The Joint Task Force on the Management of Valvular Heart Disease of the European Society of Cardiology (ESC) and the European Association for Cardio-Thoracic Surgery (EACTS). European Journal of Cardio-Thoracic Surgery 2012；42：S1-S44

4) Nishimura, RA et al：2014 AHA/ACC guideline for the management of patients with valvular heart disease：A report of the American College of Cardiology/American Heart Association Task Force on Practice Guidelines. J Thorac Cardiovasc Surg 2014；148：e1-e130

> **キーポイント**
>
> 　2006 年の ACC/AHA ガイドラインでは，2 尖弁あるいは Marfan 症候群などの基礎疾患を有し，AS や AR を合併する症例では，上行大動脈・基部の径が 45mm を超える症例は基部置換が Class Ⅰ で推奨されていたが[1]，2009 年の review では上行大動脈・基部の径が 50mm 以上，家族歴などリスクが高い，あるいは小柄な成人では 45mm 以上，AS や AR で手術が必要な際は，上行大動脈の径が 40mm を超える症例を適応としている[2]．
>
> 　2012 年の ESC/EACTS ガイドラインでは上行大動脈や基部径が 45mm では根拠に乏しいことから Marfan 症候群症例でも 50mm 以上を Class Ⅰ とした．また解離の家族歴や年間 2mm 以上を示す症例では，Marfan 症候群症例で 45mm，2 尖弁症例で 50mm，その他の症例で 55mm を Class Ⅱa としているが，いずれもエビデンスレベルは C である[3]．しかし重症 AS や AR で手術が必要な際は，2 尖弁などの高リスク例では 45mm を，さらに大動脈弁形成が高率にできる施設ではさらに小さい径でも適応にしてもよいと付記されている．
>
> 　また 2014 年の ACC/AHA ガイドラインでも，2 尖弁では 50mm 以上を Class Ⅰ で適応としたが，見直しが行われ上行大動脈あるいは基部の径が 55mm を超える症例で上行大動脈あるいは基部置換が Class Ⅰ で推奨されておりエビデンスレベルは B である．ただ解離の家族歴や年間 5mm 以上の拡大を示す高リスク症例では 50mm 以上を Class Ⅱa で上行大動脈あるいは基部置換適応としている（エビデンスレベル C）．上行大動脈の径が 45mm を超える症例で，大動脈弁手術施行例では上行大動脈置換が Class Ⅱa（エビデンスレベル C）とされているが，この際，基部置換は必ずしも必要ないとされている[4]．
>
> 　本症例は若年者のサッカー選手であり実業団入りも希望していた．左室の著明な拡大と LVEF 低下があり手術適応であったが，サッカー選手同士の試合中の接触も多いことからワルファリン使用は難しく自己弁温存にこだわった．Valsalva 洞は 40mm 弱であり 2006 年のガイドラインの 40mm にも達していないが STJ は 23mm であり明らかに AAE 様形態であった．AVJ は 35mm と著明に拡大しており確実な弁輪部固定を考え reimplantation を選択した．2 尖弁では交連部がほぼ 180°に位置すると弁解放が最大となり術後 AS をきたしにくい．2 尖弁で弁輪拡大がなく Valsalva 洞も拡大していない症例では難しいが，2 尖弁のより良好な形成術を目指す場合基部置換を積極的に行ったほうがよいと考える．この症例ではこの点も考慮して reimplantation を選択した．われわれは同様の症例で remodeling + 同じグラフトを用いた外側からの弁輪縫縮も行っているが，reimplantation との優劣は不明である．

4. perforation, fenestration にどう対処するか？

中村雅則　市立札幌病院心臓血管外科

はじめに

　いわゆる root の病変に対しては，大動脈弁の解剖学的構造に起因した修復として基部形成が行われており，さらに弁尖の逸脱に対して eH を測定しての central plication（CP）は標準術式と考えられる．しかし，大動脈弁は僧帽弁と異なり，弁自体の組織量が少ないため，弁尖の足りない fenestration，perforation，retraction は直接縫合が不可能で，パッチ形成を行わなければならず，その大きさ，配分などいまだ，チャレンジングな疾患と位置づけされている．しかし，最近は Schäfers，Brussels group らが良好な遠隔成績を報告し形成術の1方法と認識された[1,2]．

症　例	60歳，女性，150cm，48kg，体表面積 1.41m²．
既往歴	高血圧，脳梗塞（麻痺なし）．
現病歴	脳梗塞時に AR と上行大動脈瘤が指摘され，手術目的に紹介．
術前 CT	上行大動脈瘤が 57mm と拡大，STJ は 35mm とやや拡張するも Valsalva 洞径が 36mm，AVJ が 20×26mm と基部の拡大は認められなかった．
術前経胸壁心エコー	AR Ⅲ度（vena contracta 13mm），MR Ⅱ度，TR Ⅱ度で，LVDd 56mm，LVDs 35mm，LVEDV 99ml，LVESV 61ml と左室拡大はあるものの，LVEF 67％と良好であった．
術前経食道心エコー	NCC，RCC の逸脱は明らかでなく，左冠尖の両交連を含む弁尖からの高度逆流で，LCC の retraction による AR が考えられた（図1，2）．

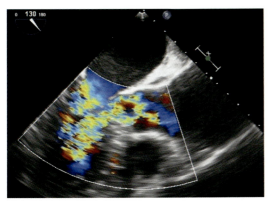

図1 術前経食道心エコー大動脈弁長軸カラードプラ像
偏位した flow の重症 AR を認める．

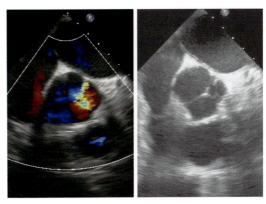

図2 術前経食道心エコー大動脈弁短軸像
LCC の弁尖からの AR で，LCC 弁尖の短縮が疑われた．

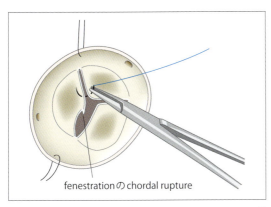

図3 LCC の gH は十分あり，LCC の chordal rupture が原因と判断されたため，LCC-RCC 交連からの LCC 弁尖の自由縁の長さが一定となるように RCC の Arantius 体との間に pilot suture を置いた．

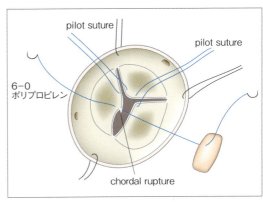

図4 さらに RCC-NCC 間にも pilot suture を置くことで，相対する NCC 弁尖の長さから補填すべきパッチの自由縁の長さを決定した．

■ 術中所見

LCC の gH は 18 mm あり，retraction ではなく，fenestration の交連へ付着すべき部分が完全に断裂した chordal rupture であった（図3）．

■ 術式

1. 上行大動脈人工血管置換

低体温，循環停止で上行大動脈置換をして人工血管を遮断．

2. 弁尖のパッチ補填

術中所見からパッチ形成の良い適応であると判断し，交連部からの弁尖の長さを一定にする pilot suture を RCC-LCC 間，RCC-NCC 間に置き，相対する NCC の弁尖の長さから弁尖欠損部の自由縁の長さを決定し，10〜20％大きいパッチを使用した[1]（図4）．自己心膜は 0.625％グルタールアルデヒド処理し，LCC 欠損部に 6-0 ポリプロピレン糸で連続縫合した．交連部は，NCC との交連の頂点まで縫い上げ，大動脈の外側で固定した（図5）．中心方向へは，切れた chorda の端ではなく pilot suture まで縫い上げて固定した（図6）．最後に弁尖の高さを合わせるようにパッチ自由縁を切除形成した．

3. annuloplasty

大動脈基部を弁輪部まで剝離後，ePTFE 糸（CV-0）を使用し大動脈外側で弁輪縫縮を行い

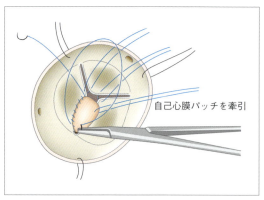

図5 交連部側はNCCとの交連部の頂点までパッチを縫合し，大動脈外側で支持糸と結紮固定した．

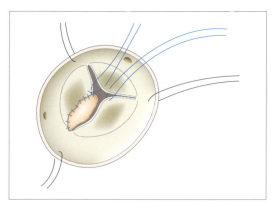

図6 弁尖中心部はpilot sutureまで縫い上げることで自由縁の長さを一定とした再現性のあるパッチ形成を可能にした．

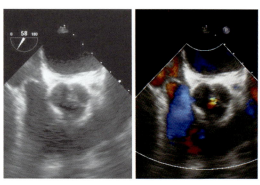

図7 術後経食道心エコー大動脈弁短軸像
中央からの軽度の逆流を認めるもパッチ形成したLCC-NCCの交連からの逆流は認めなかった．

私のコツ

1. 弁尖局所の欠損であるこの疾患は感染性心内膜炎やfenestrationによるARとともにパッチ形成の良い適応と思われるが，その大きさの決定は，非常に難しい．そこで各交連からの距離を一定とするpilot sutureを置き欠損部を明らかにすることで，パッチの大きさ，形態がわかりやすくなった．今回は切れたchordaを越えてArantius体までパッチを置き良好な結果を得た．
2. 負荷のかかる交連部の固定[3]は非常に重要である．パッチの縫合は交連の頂上の高さまで縫い上げて，大動脈の外側で固定することで，交連部からの逆流を起こさない．

(21mm)，AVJの再拡張を予防した．

4. STJの縫縮，eHの調節

STJを短い26mmの人工血管と吻合することで基部形態を整えた後，eH 8mmで逸脱のあるRCC，NCCに6-0ポリプロピレン糸でCPを行った．fine tuning後，弓部側の人工血管と吻合した．

■ 術中経食道心エコー

中央からのAR Ⅰ度を認めたが，心膜パッチを当てた左と無の交連からは逆流は認めなかったため，手術を終了した．

■ 術後経食道心エコー

coaptationは弁輪上にあり，eH 12mm，coaptation deapth 8mmでARはArantius体からで，パッチ形成をした交連部からの逆流は認められなかった（図7）．

■ 退院時経胸壁心エコー

ARはmild（vena contracta 3.2mm）中心逆流のみで，peak pressure gradient 13mmHgであった．LVDdは術前56mmから48mmへと縮小し，操作を加えていないMR Ⅱ度も消失した．

■ 術後経過

術後15日で自宅退院となった．

文献

1) Schäfers, HJ et al：Aortic valve reconstruction in myxomatous degeneration of aortic valves：Are fenestrations a risk factor for repair failure? J Thorac Cardiovasc Surg 2010；139：660-664
2) Nezhada, ZM et al：Aortic valve repair with patch in non-rheumatic disease：indication, techniques and durability. Eur J Cardiothoracic Surg 2014；46：997-1005
3) Marom, G et al：Numerical model of the aortic root and valve：Optimization of graft size and sinotubular junction to annulus ratio. J Thorac Cardiovasc Surg 2013；146：1227-1231
4) Akiyama, K et al：Pathogenetic significance of myxomatous degeneration in fenestration-related massive aortic regurgitation. Circ J 2004；68：439-443
5) Kunihara, T et al：Preoperative aortic root geometry and postoperative cusp configuration primarily determine long-term outcome aftervalve-preserving aortic root repair. J Thorac Cardiovasc Surg 2012；143：1389-1395

キーポイント

　術前は retraction との区別が難しいが，同じパッチ形成でも修復術の難易度が異なるため，術前1尖の低形成は fenestration の chordal rupture を想定し弁形成を念頭におくことも重要である．これは粘液変性が主因であり，急激な AR の増加による心不全の原因疾患であり，RCC に多いことも報告されている[4]．

　大動脈弁形成において，パッチ形成が遠隔期の AR の再発の因子と報告されている[5]が，パッチを必要とする病理的素因がある疾患に対して，durability のある1つの形成法であり，マスターする必要がある．

　部分的なパッチを使用した大動脈弁形成は，fenestration の chordal rupture に対する良好な術式であった．自己弁と自己心膜との接合が長期成績に影響するので，長期的な観察が重要なことはいうまでもない．

【Column】―世界の弁形成術のリーダー達―

伊藤　翼

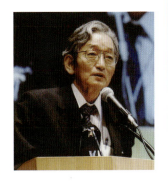

　伊藤翼先生の大動脈弁形成術における功績はまずは術中内視鏡の導入であるが，それだけに留まらない．特に基部形態を大きく2つに分類し，グラフトデザインを変えることを提案されたことにより originality の高い術式となった．valve-sparing を必要とする基部形態は全てが Marfan 症候群のような洋梨型ではない．洋梨型を root type，基部拡大よりも上行大動脈拡大が優位な症例を ascending type と命名し，root 型では ascending 型よりも 4mm 大きなグラフトを選択し，患者弁輪の長さ高さに応じて3つの scallop の形状をカスタマイズした．これにより歪みのない弁輪の3次元構造が復元された．remodeling 法にこだわり，reimplantation 法を好まなかったのはこの形態が壊れることを嫌ったからである．感性が問われる術式でありながらより見栄えのよい弁接合が達成されていた．

　伊藤先生が手術中に怒鳴ったり感情的になったりすることを見た憶えはない．淡々と手術を進めながらむしろ周りのスタッフに冗談を言ってリラックスさせていた．「手術はオーケストラを指揮するようなものだから」と言われたことを記憶している．医局には大きなテレビがあり教室員は夜になると先生とともに巨人戦や海外日本人選手の活躍を楽しんだが，同様にその日行った手術ビデオを見直して皆で議論した．筆者が Harefield 病院に訪問して手に入れた Yacoub 先生の執刀ビデオなども繰り返し見た．現在でも困難な症例に向かう時，伊藤先生ならばどうするだろうと考える．そのような時に勇気が出てくるのは良き師に出会えた証しであると思う．

（大坪　諭：東京都済生会中央病院心臓血管外科）

5. 複合弁膜症における中等度大動脈弁逆流にどう対処するか？

高井秀明　心臓血管研究所付属病院心臓血管外科

はじめに

複合弁膜症に対する外科治療は，病態生理と手術侵襲を考慮し，弁形成・弁置換ともに手術適応をどこまで広げるか，苦慮することがある．それは複合弁膜症の原因や病態が多様性に富んでいる証でもある．手術適応決定には弁の病態が強く反映されるが，各検査の結果を総合的に捉えて判断する必要がある．

今回は複合弁膜症における中等度ARという病態をあげ，どう評価し対処するか，一つの治療法として症例を提示して以下に述べる．

症　例	71歳，男性，164cm，64kg，体表面積1.70m²
既往歴	急性下肢動脈閉塞症（10年前）．
現病歴	12年前にAFを指摘され，他院で保存的加療を受けている．3ヵ月前に心不全発症，利尿薬増量で対応できたが，繰り返す心不全のため手術適応と判断された．
胸部X線	CTR 78％
心電図	long-standing persisitent AF, 56bpm
術前経胸壁心エコー	LVDd 70mm，LVDs 42mm，LVEF 69％，LAD 99mm，右室収縮期圧 57mmHg，AVJ 21mm，Valsalva洞径 35mm，MR4度，TR3度，AR2〜3度，ARは中心から1条に逆流ジェットが吹いている．
術前経食道心エコー	大動脈弁は3尖，逸脱なし，AVJ 21mm.
術前Swan-Ganzカテーテル	PCWP 23mmHg，肺動脈圧50/26mmHg（平均34mmHg）．
術前CT	AVJ 37.8×22.5mmで平均29.7mmと拡張．

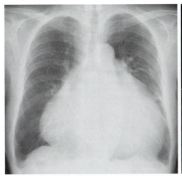 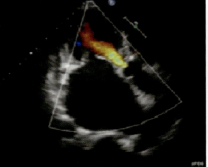 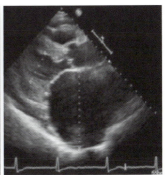

図1 本症例の胸部X線写真（左），術前経胸壁心エコー（中央，右）

AI Class	Type I normal cusp motion with FAA dilatation or cusp perforation				Type II cusp prolapse	Type III cusp restriction
	I a	I b	I c	I d		
mechanism						
repair techniques (primary)	STJ remodeling ascending aortic graft	aortic valve sparing：reimplantation or remodeling with SCA	SCA	patch repair autologous or bovine pericardium	prolapse repair plication triangular resection free margin resuspension patch	leaflet repair shaving decalcifcatio patch
(secondary)	SCA		STJ annuloplasty	SCA	SCA	SCA

図2 大動脈弁閉鎖不全症による逆流機序のシェーマ
SCA：subcommissural annuloplasty，STJ：sino-tubular junction
（文献1）より引用）

評価と治療戦略

中等度のARについて生体弁置換するか形成術を行うかが悩むところである．悩むくらいならとAVRを盲目的に行う外科医もいるだろうが，本症例のように弁の変性が顕著でなく，肉眼的には，configurationは悪くない症例こそ，弁形成を検討してみる価値がある．AVRをしてしまえば他の弁を形成したメリットが半減する．

術式

- MVP（Seguine ring 30 mm）
- 乳頭筋吊上げ
- TAP（MC³ ring 32 mm）
- AVP（suture annuloplasty φ22 mm）
- 左房縫縮，左心耳切除，右室リード植え込み．CPB 178 min，AXC 117 min.

手術所見

gHはすべて20 mm，eHはすべて8 mm，AVJは26 mm．

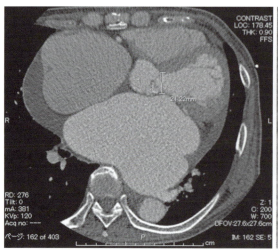
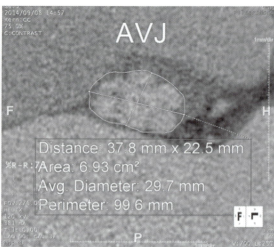

図3 本症例のCTによる大動脈弁輪の計測
大動脈弁輪レベルでの直径(37.8×22.5mm)と平均直径(29.7mm)を提示.

表1 BSAから算出した平均大動脈弁輪径

	男性				女性			
	AVD (mm)		PVD (mm)		AVD (mm)		PVD (mm)	
BSA range (m²)	n	mean±SD	n	mean±SD	n	mean±SD	n	mean±SD
0.21〜0.30	19	8.8±1.0	39	10.4±2.3	20	9.1±0.8	30	10.0±1.1
0.31〜0.40	34	10.0±1.6	38	11.7±2.0	30	9.9±0.8	36	11.2±1.2
0.41〜0.50	57	11.2±0.9	58	13.3±1.6	32	11.4±1.4	31	13.2±2.2
0.51〜0.60	64	12.3±1.2	68	14.5±1.3	50	11.9±1.2	54	13.9±1.6
0.61〜0.70	70	13.5±1.3	73	16.0±1.8	35	12.5±1.3	36	15.0±1.8
0.71〜0.80	57	14.1±1.1	64	16.6±1.5	31	13.9±1.5	36	16.4±1.8
0.81〜0.90	37	14.6±1.5	39	17.6±2.0	30	14.3±1.3	30	17.5±1.9
0.91〜1.00	48	15.6±1.3	61	18.7±1.9	32	15.4±1.4	35	18.1±2.0
1.01〜1.10	42	16.3±1.5	51	19.5±1.8	30	15.6±1.4	36	18.9±2.0
1.11〜1.20	42	17.2±1.9	45	20.4±1.9	21	16.8±1.8	22	19.6±1.6
1.21〜1.30	25	17.1±1.6	39	20.6±1.8	23	17.8±2.1	27	20.7±1.9
1.31〜1.40	38	18.7±1.7	55	21.6±2.1	47	18.5±2.2	71	21.6±2.3
1.41〜1.50	39	19.1±2.3	44	22.3±2.5	122	19.6±2.0	150	22.4±2.1
1.51〜1.60	52	20.7±2.4	69	23.5±2.3	175	19.9±1.9	218	22.8±2.1
1.61〜1.70	125	20.8±2.1	135	23.7±2.4	267	20.5±1.8	317	23.5±2.0
1.71〜1.80	223	21.5±2.0	230	24.5±2.4	218	21.0±1.6	285	24.1±2.0
1.81〜1.90	350	22.3±2.1	417	25.2±2.2	148	21.3±1.6	167	24.1±1.9
1.91〜2.00	466	22.6±1.7	518	25.7±2.1	109	21.5±1.4	122	24.6±2.0
2.01〜2.10	453	23.0±1.8	525	26.2±2.1	77	21.6±1.4	75	24.8±2.0
2.11〜2.20	266	23.6±1.9	309	26.8±2.0	46	21.9±1.5	68	25.0±1.8
2.21〜2.30	172	23.8±1.8	210	26.8±2.0	31	21.8±1.5	39	25.5±1.9
2.31〜2.40	115	24.1±1.9	134	27.3±1.9	25	22.0±1.5	34	25.0±3.1
2.41〜2.50	85	24.4±1.9	133	27.5±1.7	11	22.5±1.6	14	26.0±2.3
2.51〜2.60	43	24.8±1.8	45	27.8±1.8				
2.61〜2.70	33	25.2±2.3	47	28.1±1.9				

AVD:大動脈弁輪径,PVD:肺動脈弁輪径,BSA:体表面積,SD:標準偏差
直径10mm以下のサンプルサイズは報告されていない.

■ 術後エコー

術後 AVJ は 20mm で AR は消失.

■ 術後経過

ICU 入室後 7 時間で抜管. 3 病日に一般病棟へ転棟, リハビリテーションを終え 25 病日に自宅退院となった.

■ おわりに

術前の AVJ, Valsalva 洞, STJ の geometry をエコーのみならず CT を用いて評価することが大動脈弁形成術への成功の鍵の一つと考える.

suture annuloplasty の最大の利点は簡便で時間を要さないことであるが, 他の annuloplasty との優劣については遠隔成績の検討が待たれる.

文献

1) Boodhwani, M et al：Repair-oriented classification of aortic insufficiency：Impact on surgical techniques and clinical outcomes. J Thorac Cardiovasc Surg 2009；137：286-294
2) Calleja, A et al：Automated quantitative 3-dimensional modeling of the aortic valve and root by 3-dimensional transesophageal echocardiography in normals, aortic regurgitation, and aortic stenosis：comparison to computed tomography in normals and clinical implications. Circ Cardiovasc Imaging 2013；6：99-108
3) Aicher, D et al：Early results with annular support in reconstruction of the bicuspid aortic valve. J Thoracic Cardiovasc Surg 2013；145：S30-S34
4) Lansac, E et al：Aortic prosthetic ring annuloplasty：a useful adjunct to a standardized aortic valve-sparing procedure? Eur J Cardiothorac Surg 2006；29：537-544
5) Capps, SB et al：Body surface area as a predictor of aortic and pulmonary valve diameter. J Thorac Cardiovasc Surg 2000；119：975-982

キーポイント

1. 大動脈基部の geometry 評価

Brussels group が提唱している分類[1]では, 本症例は弁輪拡大が主体の Type Ic である (11 ページ参照). 僧帽弁でいう弁輪拡大による逆流, Carpentier 分類の Type 1 である. ただ, エコー (経胸壁心エコー, 経食道心エコーともに) では弁輪径は 21mm と決して弁輪拡大とはいえない. ではなぜ, 我々は弁輪拡大があると判断したのか?

2. AVJ の形態は?

大動脈弁輪は正円形ではなくやや崩れた形の楕円形になっている. Calleja らは多様な角度で大動脈弁輪径を算出している[2]. もちろんエコーでも可能であるが, 最近では MDCT での計測が非常に参考になる. MDCT で, 大動脈弁輪の断面で描出し, 弁輪の円周や二つの弁葉の接合面から平均弁輪径を算出する. 重要なことは経食道心エコーでの弁輪径がすべてを意味するのではないということ, 各症例に応じて大動脈弁輪面を正確に描出・評価することが治療方針決定に重要である. 本症例の MDCT での計測では 37.8×22.5mm, 平均 29.7mm となる.

3. annuloplasty の手法

suture annuloplasty[3] と ring annuloplasty[4] が代表的である. 詳細は annuloplasty の種類, 成績の項 (69 ページ) を参照されたい.

4. 弁輪サイズはどれくらいに縫縮するか?

一指標として体表面積を基準として縫縮する方法もある[5]. 表 1 を参照していただきたい. 本症例においては, 平均 29.7mm である大動脈弁輪径であるが, 体表面積を基準とした平均値は約 21mm である.

6. partial remodeling はどのようなときに可能か？

小宮達彦　倉敷中央病院心臓血管外科

はじめに

David らは AVJ の拡大がなく，STJ の拡大が主体の場合に，上行置換に加えて，拡大している Valsalva 洞のみを置換する partial remodeling を考案した．Valsalva 洞は無冠洞および右冠洞が拡大しやすく，左冠洞は拡大しにくいので温存できることが多い（図1）．人工血管は置換部に合わせて舌状に加工したものを用いる．縫合線が少なくなることで手術時間および出血の減少が期待できる[1]．

A 型急性大動脈解離では Valsalva 洞内に内膜亀裂が及び，破裂に至った場合は，基部置換を行うことが必須となる．Bentall 手術を行うことが一般的であるが，自己弁温存基部置換も可能である．しかし，大動脈基部手術の経験が少ない術者にとってはハードルが高く partial remodeling を用いることで手術時間を短縮できる可能性がある．

●症例 1	48 歳，女性．
●既往歴	23 歳のとき水晶体脱臼．
●家族歴	特になし．
●現病歴	2ヵ月前に胸痛，その後，労作時呼吸苦．次第に症状増悪．大動脈解離および大動脈弁逆流が判明するも，発症から時間が経過していると判断し，2週間心不全加療を行った．
●術前 CT	CT では偽腔開存型の A 型大動脈解離．上行大動脈最大径 51 mm．弓部 36 mm．下行大動脈 28 mm．右冠動脈は偽腔より起始．弓部第1分枝は偽腔から，腹部分枝はすべて偽腔起始．解離は Valsalva 洞（無および右）に及び，右冠動脈は偽腔より起始（図2a）．RCC-NCC 交連部は解離で外れていた．effective height は右 3.7 mm，左 9 mm，無 5.1 mm．
●術前エコー	AR severe，LVDd 52 mm，LVDs 39 mm，LVEF 49％，asynergy なし．basal annulus 24 mm，Valsalva 洞径 45 mm，STJ 44 mm．

術式

内膜裂孔は第1枝近傍．右および無冠洞を切除し，2つの舌状部分を成形した24mm人工血管を用いてpartial remodeling手術を行った（図2b, c）．右冠動脈は中枢側を結紮し，#1に短いSVGでバイパスした．その後，下半身循環停止とし，全弓部置換を行った．大動脈遮断時間は167分，体外循環時間は235分．手術時間6時間42分．

術後経過

順調な経過で12日目に独歩退院．

術後評価

術後，大動脈弁逆流は消失した．LVDd 44mm，LVDs 38mm．CTでは下行以下の解離残存はあるが，Valsalva洞形態は正常化（図2d）．

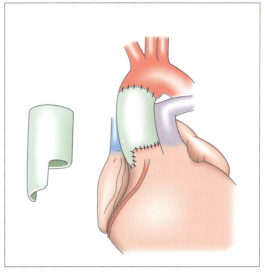

図1 Davidの考案したpartial remodeling手術
（文献1）より引用改変）

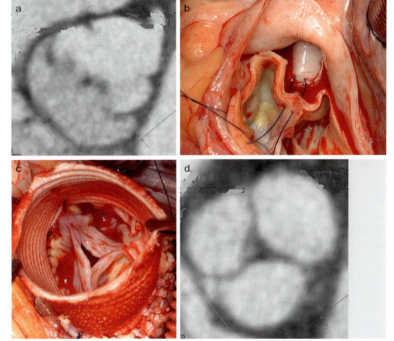

図2 症例1
a：術前CTでは右冠洞，無冠洞が解離し，交連部が外れている．
b：術中写真．解離した交連部．
c：術中写真．右冠洞および無冠洞をpartial remodeling．
d：術後CTではValsalva洞は修復されている．

キーポイント

大動脈解離に伴う，ARは交連部の固定のみで，多くは弁逆流を治すことができるが，解離が大動脈弁輪まで広範囲に及ぶ時は，生体糊での解離腔の接着では不十分なことが多く，自己弁温存基部置換を考慮する必要がある．本症例では，広範囲解離を伴っており，全弓部置換が必要な症例であり，心臓虚血時間を短縮させるために，拡大のない左冠洞を温存するpartial remodeling手術とした．

- **症例2**　　75歳，男性．
- **既往歴**　　高血圧．
- **家族歴**　　特になし．
- **現病歴**　　1年5ヵ月前に前に背部痛あり，精査で胸部大動脈瘤が判明した．
- **術前CT**　　上行大動脈最大径54mm．弓部38mm．下行大動脈33mm（図3a）．
- **術前エコー**　AR mild，LVDd 40mm，LVDs 23mm，LVEF 68%，basal annulus 22mm，Valsalva洞径47mm，STJ 42mm．

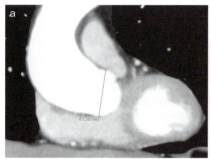 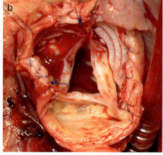 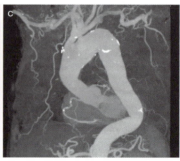

図3 症例2
a：術前CTでは上行大動脈およびValsalva洞が拡大している．
b：術中写真．右冠洞，無冠洞をpartial remodeling．
c：術後CTでは上行大動脈は人工血管．Valsalva洞の拡大も修復できている．

■ 術式

大動脈弁尖の性状は良好．大動脈にはValsalva洞内も含めて軽度の動脈硬化性変化あり．左冠洞の拡大は軽度と判断した．無および右冠洞を縫縮するため，Valsalva洞壁は切除せず，26mm人工血管から成形した半円状のパッチを大動脈弁輪最深部は結節マットレス縫合，他は連続縫合で縫着した．右冠動脈口はボタン状にして人工血管に吻合した（図3b）．大動脈遮断時間110分．体外循環時間131分．手術時間4時間53分．

■ 術後経過

経過は良好で術後9日目に自力歩行退院となった．

■ 術後評価

退院時に軽度の中心性ARが残ったが，Valsalva洞径は36mmに縮小（図3c）．術後3年経過時点で，AR増悪はない．

■ 考察

Urbanskiらは，236例の基部置換（急性大動脈解離30例）のうち，partial remodelingを71%の症例に施行した[2]．10例に術後人工弁置換となり，3度以上の大動脈弁閉鎖不全回避率は8年で95%であった[3]．Davidはこの報告に対して，高年齢ではpartial remodelingが有効であるが，2尖弁，Marfan症候群など若い患者は，基部弁輪が拡大するため，reimplantationを行うべきと述べている．Charitosらは，total remodeling 108例とpartial remodeling 29例を比較し，遠隔期のValsalva洞径はpartial群で拡大傾向があるが，AR gradeは同等と報告している[4]．

大動脈基部解離では，外膜が破綻して破裂に

至った場合は，Bentall 手術を行うことが一般的であるが，自己弁温存基部置換も可能である．partial remodeling はこのような状況で手術時間を短縮できる可能性がある．Kazui らは生体接着剤後の再手術では再解離が無冠洞に多かったことから，無冠洞のみ置換する partial remodeling を推奨した[5]．Urbanski らは，A 型解離基部手術のうち 56%（46 例）で自己弁を温存しており，大部分は partial remodeling を施行しており，良好な成績を報告している[6]．

筆者は，基部からの出血リスクの軽減を期待して，Valsalva 洞を切除せず内膜側に人工血管を縫着する方法を報告した（図 4）[7]．現在までに 20 例の手術を施行した．適用した Valsalva 洞は無 17，右 5，左 1．手術死亡は 2 例で，退院時の AR は全例制御されていた．遠隔期の基部再手術は，感染性心内膜炎により 3 年半後に Bentall 手術となった 1 例であった．遠隔期の moderate AR 増悪を 2 例（4 年，7 年）に認めた．

■ まとめ

Valsalva 洞をすべて置換するかどうかは，患者の年齢，病因，拡大の程度を考慮する必要がある．明確な線引きは難しいので，total remodeling あるいは reimplantation を行うべきという考え方もあるだろう．急性大動脈解離においては，出血傾向に加えて，経験の少ない術者が治療にあたることが多く，partial remodeling で自己弁温存しつつ手術時間を短縮するメリットがある．機会を利用して，大動脈基部の解剖に習熟するよう努めるべきである．

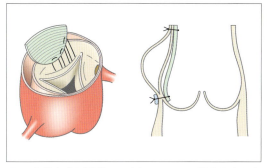

図 4 急性大動脈解離での自己 Valsalva 洞を温存した partial remodeling
人工血管で内膜面を補強する方法．
（文献 7）より引用改変）

文献
1) David, TE et al：Repair of the aortic valve in patients with aortic insufficiency and aortic root aneurysm. J Thorac Cardiovasc Surg 1995；109：345-352
2) Urbanski, PP et al：Valve-sparing aortic root repair with patch technique. Ann Thorac Surg 2005；80：829-844
3) Urbanski, PP et al：Valve-sparing aortic root repair without down-sizing of the annulus. J Thorac Cardiovasc Surg 2012；143：294-302
4) Charitos, EI et al：Valve-sparing aortic root remodeling with partial preservation of the intact native aortic sinuses. Eur J Cardiothorac Surg 2009；36：589-591
5) Kazui, T et al：Role of biologic glue repair of proximal aortic dissection in the development of early and midterm redissection of the aortic root. Ann Thorac Surg 2001；72：509-514
6) Urbanski, PP et al：Valve-sparing aortic root repair in acute type A dissection：how many sinuses have to be repaired for curative surgery? Eur J Cardiothorac Surg 2013；44：439-443
7) Komiya, T et al：Modified partial aortic root remodeling in acute type A aortic dissection. Interact Cardiovasc Thorac Surg 2009；8：306-309

> **キーポイント**
>
> Valsalva 洞拡大を伴う上行大動脈瘤．高齢者では生体弁を用いた Bentall 手術の適応であるが，弁の性状は問題なく，温存が可能と判断した．partial remodeling 術式を用いたのは，手術時間短縮と出血リスク軽減を目的としたためである．弁逆流制御は十分ではなかったが，術後 3 年で変化はなく，弁温存は成功であった．

7. Valsalva洞動脈瘤破裂に伴う大動脈弁逆流に対する弁形成術

宮入　剛　聖マリアンナ医科大学心臓血管外科

●症　例	48歳，男性，身長170cm，体重77kg，体表面積1.88m²
●既往歴	小児期よりVSDを指摘されていた．30歳代より脂質異常症，脂肪肝を指摘されるも放置していた．
●現病歴	10日前より発熱，咳嗽が出現．近医にて抗生物質が処方されるも改善せず，5日前より息苦しさと全身倦怠感が出現し，近医に入院となった．血液培養検査は陰性．血液検査にて肝機能障害が認められたため，腹部エコー検査が施行され，急性胆嚢炎の疑いにて内視鏡的逆行性胆嚢胆管ドレナージが施行されたが，肝機能は改善しなかった．当院に搬送され，著明な心不全症状を認め，精査にてⅠ型VSD，Valsalva洞動脈瘤破裂，大動脈弁閉鎖不全症の診断となった．
●術前心エコー	Ⅰ型VSD．AR Ⅱ度．右冠尖の逸脱を認める． 右Valsalva洞から右室内腔への短絡ジェットを認める． LVDd/LVDs 56/34mm，大動脈径29mm，LAD 47mm，LVEF 69％，LVFS 39％，右室-肺動脈圧 75mmHg，VSD Qp/Qs 2.88． 左室収縮能は保たれているが，左室拡張能は中等度～高度障害されている．
●術前心臓カテーテル検査	右房圧 34/26/24mmHg，肺動脈圧 66/31/52mmHg，PCWP 42/40/33mmHg，大動脈圧 91/42/64mmHg，左室圧 92/11/33mmHg，Qp/Qs 2.3．

■術式

Valsalva洞動脈瘤破裂閉鎖，VSDパッチ閉鎖，大動脈弁形成術．

■手術方法

仰臥位にて麻酔導入後，VTから心停止となったため，直ちにCPR開始．CPR下に可及的に消毒しドレーピング後，胸骨正中切開にて開胸，心膜切開すると心嚢液が中等量噴き出た後に自己心拍再開した．

上行大動脈送血，右房より上下大静脈2本脱血にて人工心肺開始．

SVC，IVCテーピングし，右房より逆行性のカルディオプレジア回路挿入，右上肺静脈より左室ベントカニューレ挿入，大動脈基部より順行性カルディオプレジアのカテを挿入し，留置した．

大動脈クランプし，主肺動脈を縦切開し，肺動脈弁直下に径12×16mmのⅠ型VSDを確認．肺動脈弁ごしに右室を検索するとVSDの

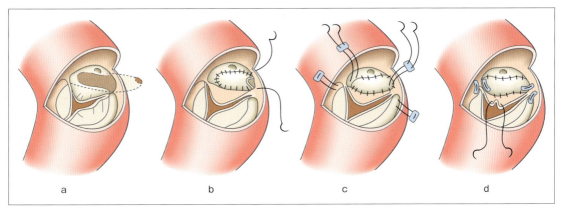

図1 上行大動脈横切開
a：右Valsalva洞動脈瘤破裂，b：自己心膜パッチ閉鎖，c：subcommissural annuloplasty，d：central plication

中に大動脈弁方向からValsalva洞動脈瘤が右室方向に突出し，先端と側壁に破裂部位を認めた．上行大動脈を横切開．右Valsalva洞動脈瘤の表面は粗糙で，組織は非常に脆く，感染が強く疑われたので，これを完全に切除した．また脆弱な組織の一部を培養に提出した．右Valsalva洞は右冠動脈起始部を除いて，ほぼ完全に切除され，右冠尖と弁輪のみが残った．

切除部分を0.6％グルタールアルデヒド溶液で固定した自己心膜パッチで修復した．4点を5-0ポリプロピレン糸で固定し，間を連続縫合でパッチを縫着した．組織が弱い部分は，適宜自己心膜プレジェット付きマットレス縫合で補強した（図1）．

次に肺動脈切開により同様に自己心膜パッチを用い，5-0ポリプロピレン糸の結節縫合にてVSDを閉鎖した（図2）．

大動脈弁は，右冠尖の逸脱が認められたため，弁尖の先端に1針plicationを加え，他の弁尖と長さを合わせた．LR交連，RN交連を5-0ポリプロピレンプレジェット付きマットレス縫合にてsubcommissural annuloplasty施行した．

肺を加圧し，VSDにリークがないことを確認して，肺動脈を1針連続縫合にて閉鎖した．

大動脈切開を2重に縫合閉鎖した．

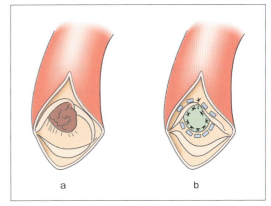

図2 肺動脈縦切開
a：VSDより右Valsalva洞動脈瘤が突出．
b：VSD自己心膜パッチ閉鎖．

私のコツ

感染が疑われる組織は可及的にすべて切除する．Valsalva洞の切除部分は，組織のshrinkageを予防するために0.6％グルタールアルデヒド溶液で固定した自己心膜パッチを用いて再建する．特に組織が脆弱な部分には，自己心膜プレジェット付きのマットレス縫合で補強する．大動脈弁輪ぎりぎりまでValsalva洞を切除しなければならないので，自己心膜パッチを縫着する糸が弁尖にかからないように，十分に注意して縫合する．

■ 術後経過

術前からの心不全の遷延，うっ血肝による肝

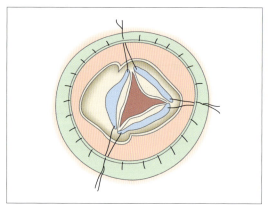

図3 大動脈弁交連部の吊り上げ

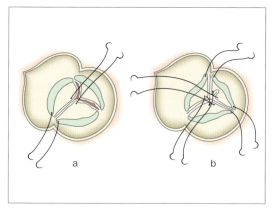

図4
a：各弁尖の交連部からの距離を合わせる．
b：central plication

障害，それに伴う凝固能障害，急性腎不全などのため，術後管理に難渋した．術後13病日に気管チューブ抜去，20病日にICU退出．80病日リハビリテーション病院に転院．

■ 術後エコー

左右短絡なし．ARなし．LVDd/LVDs 47/29 mm，大動脈径 26 mm，LAD 35 mm，LVEF 70％，LVFS 40％，右室-肺動脈圧 33 mmHg．

> **キーポイント**
>
> 大動脈弁形成術に際して筆者が気をつけている点を以下に記す．
> 1. アプローチ：上行大動脈の sino-tubular junction より約1 cm 上方を横切開する．交連部が歪みなく展開できるように，やや長めに3分の2周以上を切開する．
> 2. 視野展開：3ヵ所の交連部に 2-0 ポリエステル糸をかけ，弁尖が歪まないようにまっすぐに外方に牽引して，弁置換術用の suture holder にかける（図3）．
> 3. central plication：逸脱していない二つの弁尖の交連部を十分に牽引しながら，両弁尖の Arantius 体に近い部分に交連部からの長さが等しくなるように 5-0 ポリプロピレン糸をかけ，軽く結紮する．その糸のすぐ横に，両弁尖に，それぞれ 5-0 ポリプロピレン糸をかける．逸脱している弁尖の二つの交連部を十分に牽引しながら，交連部からの距離が等しくなるように，それぞれの糸を逸脱した弁尖にかけ，plication の範囲を決定する（図4）．
> 4. 最終的に effective height を測定し，9 mm 以下の場合には各弁尖の plication を追加する．
> 5. commissural annuloplasty：テフロンフェルト付き 2-0 ポリエステル糸マットレス縫合を交連部をまたぐようにかけて，交連部を縫縮する．縫合糸は交連部横の Valsalva 洞壁から外側に向かってかけ，交連部の下には向かないようにする．また大動脈弁輪から十分に離れてかけることにより，フェルトなどが弁尖に接触して，弁尖の動きに干渉しないようにする．したがってフェルトプレジェットは小さめのものを使用する．
> 6. 切除：弁尖自由縁の石灰化や肥厚硬化した部分は coaptation を妨げるので，小範囲に切除縫合し，それに適合するように他の弁尖にも plication を加える．

第Ⅲ章　症例検討―この症例ならどうする？―

8. 心室中隔欠損に伴う大動脈弁逆流に対する弁形成術

上野高義・澤　芳樹* 　大阪大学大学院医学系研究科先進心血管治療学・*同 心臓血管外科学

はじめに

　心室中隔欠損（VSD）では，doubly committed VSD や perimembranous VSD, muscular outlet VSD の一部で大動脈弁閉鎖不全（大動脈弁逆流；AR）をきたすことが知られている[1]．手術適応として，心不全や肺高血圧をきたすようなシャント血流量が多いものはもちろんであるが，大動脈弁逸脱による AR が増悪する前に VSD を閉鎖することにより AR の進行は抑えられるとされ[2]，trivial 以上の AR が認められた場合，VSD 閉鎖の適応と考えてよいとされている[3]．特に肺動脈のみの切開で閉鎖可能な doubly committed type のものは懸念があれば早期閉鎖を考慮する．しかし，moderate 以上の AR を合併する症例では，大動脈弁に対する外科的処置が考慮される．

■症　例	41歳，女性
■現病歴	生下時より心雑音を指摘されていた．1年前より，呼吸苦，動悸を自覚するようになり，心エコー上，AR を伴う VSD と診断され当院に紹介され，手術となった．
■心エコー	VSD：muscular-outlet type, right coronary cusp herniation を認め，AR moderate，右冠尖は elongation し，弁尖の肥厚あり．
■手　術	VSD 閉鎖，大動脈弁形成
■術中所見	大動脈弁尖は3尖で，右冠尖は他の sinus より大きく，elongation により余剰し肥厚していた．一部 cleft 様間隙を認めそれを直接閉鎖し，右冠尖と左冠尖間の交連部を，弁尖を折りたたむように大動脈壁に固定，他の交連はややつり上げ気味に固定し，無冠尖との接合を強固とした．術中経食道心エコーにて AR は trivial となった．
■術後経過	術後5年までは AR mild で経過したが，その後 AR は増強．術後7年で大動脈弁人工弁置換を行った．人工弁置換時の所見では，形成した右冠尖のみならず無冠尖も弁尖の elongation を認め，また右冠尖には一部 slit が入っており，再形成術は困難と考えられた．

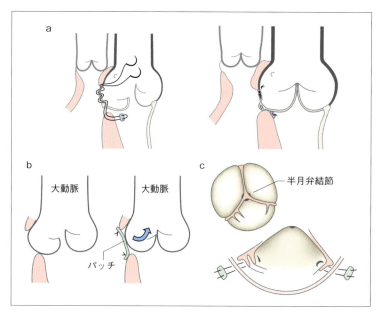

図1 大動脈弁形成法の術式
a：Yacoubらによる手術術式のシェーマ（文献6）より引用改変）
b：右室側よりパッチを縫着し，右室側に逸脱したsinusを左室側に戻すと同時に隣接した大動脈弁輪を縫縮する．
c：延長した弁尖を折りたたむように大動脈壁へつり上げる．

■ ARの成因

ARの原因としては，VSDに隣接した弁尖の支持がないことやventuri effectなどが考えられる．収縮期にVSDを通る速い血流により，隣接したcuspが右室方向に引き込まれ変形し，右室側へ大きく引き込まれると逸脱が増悪しARの要因となる．したがって，多くの場合，乳児期早期より手術適応となるARをきたすことは少なく，5〜10歳以降に手術適応となることが多い．大動脈弁に手術介入が必要と考えられるmoderate以上のARを認めた場合，その弁はcuspの変形および拡大，弁尖の延長，弁輪組織の延長などが認められ，弁形成術の成功率は必ずしも高くない．したがって，challenging operationとなることが多いが，小児期の手術介入である場合，成長などを考慮し弁形成をまず行うこともしばしばある．

■ 弁形成手術

弁形成の手術術式は，先に述べたARの原因となる弁尖の形成を行うことが重要である．歴史的には1960年代初めよりVSD-ARに対する大動脈弁形成術の報告がなされるようになったが[4]，初期は主に延長した弁尖を短縮することが主眼であった．その目安として半月弁結節を合わせるようにstay sutureを置き，弁のcoaptationを保つことが重要とされた．しかし，これらの形成法ではAR再発による再手術の頻度が高く，さらなる改良がなされた．縫縮を行ったstichを大動脈壁につり上げ，交連部を補強することで弁形成術の精度が向上した[5]．1990年代になると，異なる視点からの弁形成術が報告されるようになり，1997年にYacoubらはVSD-ARの解剖学的特徴を是正するという観点での大動脈弁形成を報告した[6]．つまり，VSDの辺縁にmattress sutureを置き，大動脈弁輪を通して，拡大したValsalva洞を折りたたみsinusを縫縮する．これにより大動脈弁輪の位置の補正と弁輪補強，sinusの縫縮，弁尖逸脱の補正がされることにより，解剖学的に正常に近い大動脈弁形成が行えるとした（図1a）．しかし我々は，VSDを直接閉鎖することによる過度の緊張や，大動脈弁と肺動脈弁間に筋性組織がない完全なdoubly committed type（アジア人によくみられる）では大動脈弁と肺動脈弁間の線維性組織に糸をかけなくてはならず，支持が弱くなることでVSD再発などのリスクが伴うことなど，この方法にも問題点があると考えている．

そこで，我々はVSD-ARに対し，①まず

実際の欠損孔ではなく逸脱した Valsalva 洞組織を含む，もともとの VSD の大きさを計測し，VSD の大きさと同じもしくはむしろやや小さめのパッチを用い右室側より VSD を閉鎖する．それにより広がった大動脈弁輪を少し縫縮し，それに加え逸脱した sinus を左室側に戻すことを期待する（図 1b）．② 大動脈切開を行い，半月弁結節を中央で合わせ，延長した大動脈弁尖の長さを把握する．その後，coaptation zone が十分保てる長さで，ポリプロピレン糸の mattress suture にて弁尖を折りたたむように縫縮する．その suture を，やや弁尖をつり上げるように大動脈壁外側に出し，結紮固定する（図 1c）．以上を VSD-AR に対する大動脈弁形成および VSD 閉鎖の基本術式としている．

遠隔期成績

以上のように，VSD-AR に対する弁形成術は何らかの手術侵襲が弁尖や sinus に加わることは避けられない．また，低年齢症例に行うことが多く，術後長期にわたる経過観察が必要である．弁尖に手術侵襲を加えることで，遠隔期に弁尖の硬化や sinus の変形が起こる症例も散見され，その定期的な経過観察は非常に重要である．図 2 は VSD-AR に対し上記手術術式に準じた方法にて手術を施行した症例の術後 30 年の CT 像である．大動脈弁尖位にての水平断像であるが，縫縮した右冠尖弁尖に石灰化を認める．心エコーでは右冠尖の可動性不良と mild to moderate の AR を認める．本症例は未だ大動脈弁に対する再手術介入の適応ではないが，このように遠隔期に AR を再発するリスクは少なからず存在すると考えられる．

まとめ

VSD-AR に対する弁形成術について，その

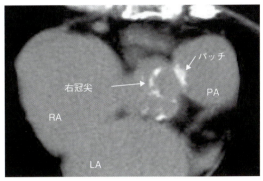

図 2 VSD-AR 術後 30 年の大動脈弁短軸 CT 像
形成された右冠尖弁尖に石灰化が認められる．
PA：肺動脈，RA：右房，LA：左房

術式について概略を述べた．長期にわたる経過観察を必要とする症例が多く，さらに弁組織に手術侵襲が加わると再手術の要因となりうる弁の硬化，変形のリスクを認めるため，術後の長期経過観察は必須である．

文献

1) Jacobs, JP et al：Congenital Heart Surgery Nomenclature and Database Project：Ventricular septal defect. Ann Thorac Surg 2000；69（suppl 4）：S25-S35
2) Sim, EK et al：Outcome of surgical closure of doubly committed subarterial ventricular septal defect. Ann Thorac Surg 1999；67：736-738
3) Elgamal, MA et al：Risk factors for failure of aortic valvuloplasty in aortic insufficiency with ventricular septal defect. Ann Thorac Surg 1999；68：1350-1355
4) Starr, A et al：Surgical correction of aortic insufficiency associated with ventricular septal defect. Surg Gynecol Obstet 1960；111：71-76
5) Trusler, GA et al：Repair of ventricular septal defect with aortic insufficiency. J Thorac Cardiovasc Surg 1973；66：394-403
6) Yacoub, MH et al：Anatomic correction of the syndrome of prolapsing right coronary aortic cusp, dilatation of the sinus of Valsalva, and ventricular septal defect. J Thorac Cardiovasc Surg 1997；113：253-261

9. 感染性心内膜炎に伴う大動脈弁逆流に対する弁形成術

谷川和好・江石清行　　長崎大学大学院医歯薬学総合研究科循環病態制御外科学

■ 症　例　　60歳，男性，171 cm，80 kg，体表面積 1.92 m²
■ 既往歴　　胃潰瘍．
■ 現病歴　　強く痛むう歯があったが放置．その後，腰痛が出現，さらに39℃の発熱と咳嗽出現．近医にて解熱鎮痛薬，鎮咳薬，抗菌薬内服処方されたが，発熱は持続した．その後，呼吸苦増強し精査施行．心エコーにて僧帽弁前尖に疣贅を指摘され当院循環器内科紹介となった．血液培養より *Streptococcus mitis* が検出され，Ampicillin 2 g×6/day + Gentamycin 70 mg×3/day に変更した．腰部MRIにて化膿性脊椎炎を指摘されたが，整形外科との協議の結果，抗菌薬投与による加療継続となった．しかし炎症反応正常化みられず発熱も続くため硬膜外膿瘍ドレナージ後，心臓手術の方針となった．
■ 術前エコー　大動脈径 40 mm，AVO 19 mm，LAD 47 mm，IVS 16 mm，LVPW 15 mm，LVDd 50 mm，LVDs 26 mm，LVFS 48％，LVEF 79％，AR moderate，MR moderate．僧帽弁前尖 A3 の LVOT 側に 15 mm 大の疣贅付着あり．SAM あり．大動脈弁は3尖弁で Arantius 小体の石灰化を認めるが明らかな疣贅はない（図1）．

■ 術式

大動脈弁形成術，僧帽弁置換術．

■ 手術方法

上行大動脈送血，上下大静脈脱血で人工心肺を確立．上行大動脈遮断後に右側左房を切開．肥大型心筋症，SAM を伴う症例であったが視野はやや不良．僧帽弁については感染巣を鋭匙，円刃，電気メスでデブリドマンした．結果的に A2 lateral から A3 の clear zone が defect となったので自己心膜でパッチ形成を行った．A3 lateral と後交連（PC）の間を fixation し Memo 3D 28 mm で弁輪形成を行った．ついで上行大動脈を切開．大動脈弁は3尖ともに vegetation を認めた．弁破壊はなかったのでデブリドマンと電気メス焼灼にて終了した．人工心肺離脱後に経食道心エコーで SAM による MR を認め，再度心停止とし人工弁輪を外した．しかし MR は改善せず，MVR（SJM弁 27 mm）へ移行した．大動脈弁に問題なし（図2）．

図1 術前経食道エコー図
大動脈弁と僧帽弁前尖に疣贅を認める.

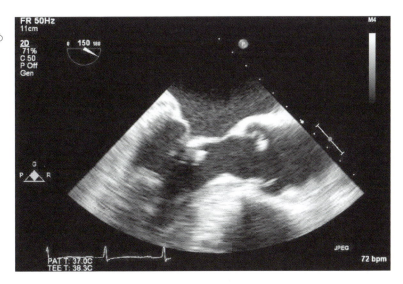

私のコツ

大動脈弁形成術は魅力的な術式であるが大動脈弁の形態温存を重視した場合，感染組織の郭清が不十分になる可能性がある．感染性心内膜炎における大動脈弁形成術は感染組織のデブリドマンのみで済ませることができるものか，cuspの穿孔部を心膜パッチで修復できるもの，もしくは比較的単純な手技（leaflet plication, commissural plicationなど）で修復できるものにとどめるのがよいと考える.

■ 術後経過

術当日抜管．特記すべき合併症なし．術後2日目に一般病棟管理となった．術後確認頭部MRIにて感染性脳動脈瘤を疑う所見なし．術後6週間の抗菌薬投与，心臓リハビリテーションを継続した．その後，炎症反応は正常化し，心エコー上AR，僧帽弁位人工弁機能不全，疣贅残存を認めず自宅退院となった.

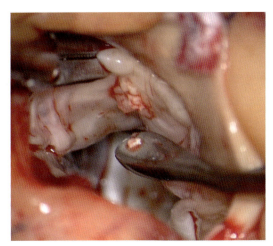

図2 術中所見
右冠尖流出路側に疣贅を認め，鋭匙で搔爬を行う.

文献

1) Zegdi, R et al：Long-term results of mitral valve repair in active endocarditis. Circulation 2005；111：2532-2536

2) Miura, T et al：Outcome of surgical management for active mitral native valve infective endocarditis：a collective review of 57 patients. Gen Thorac Cardiovasc Surg 2014；62：488-498

3) David, TE et al：Surgical treatment of active infective endocarditis：A continued challenge. J Thorac Cardiovasc Surg 2007；133：144-149

4) Mayer, K et al：Repair versus replacement of the aortic valve in active infective endocarditis. Eur J Cardiothorac Surg 2012；42：122-127

> **キーポイント**
>
> 　感染性心内膜炎における外科手術の目的は，感染に伴う弁機能障害による心不全の制御，敗血症の原因となる感染巣の掻爬，疣贅による塞栓症の防止，弁輪など構造的破壊の予防と修復などである．特に大動脈弁破壊による急性 AR は当初心不全管理ができたように思えても，心負荷持続，拡張期血圧低下による心筋虚血などにより心不全が悪化し緊急的手術が必要となることがある．
>
> 　一般的に形成術は弁置換術に比して抗凝固療法が不要で，人工物感染のリスクや術後死亡・合併症の軽減などが期待される．その点，僧帽弁位の感染性心内膜炎に対する僧帽弁形成術の有効性は広く認められている[1,2]．大動脈弁形成術の有効性については文献報告上もわずかにみられるのみで，弁置換術の有効性を支持する報告は多い[3]．しかし弁輪感染・破壊を伴う症例は重症であり，徹底的な掻爬・パッチ再建などを行い，弁置換術を行っても難渋する場合がある．
>
> 　感染性心内膜炎に対する大動脈弁手術術式を比較した Mayer ら[4]によると大動脈弁形成術群（33例），大動脈弁置換術群（67例）の順で病院死亡（9％，18％；p=0.37），5年生存率（88％，65％；p=0.047），再手術率（35％，10％；p=0.021），5年でのⅡ度以上の大動脈弁閉鎖不全回避率（66％，87％；p=0.066）であったと報告している．大動脈弁形成術群において再手術率が高く，大動脈弁閉鎖不全回避率が低いが，これらには弁輪膿瘍を伴う重症例も含んでおり術後死亡・5年生存率が弁置換に比べ形成術が優れていたという点は軽視できないと思われる．
>
> 　当院において 1999 年 4 月から 2014 年 12 月の間に大動脈弁位感染性心内膜炎に対して大動脈弁置換術を 29 例に行ったが，大動脈弁形成術は 2 例と限定的な適応であり，いずれも術前の閉鎖不全が重度の状態ではなかった．感染性心内膜炎に対する大動脈弁形成術は大動脈弁・弁輪の感染状態により困難な場合が多いが，大動脈弁形成術の進歩により適用できる症例も存在すると思われ今後のさらなる工夫と検討を要する．

第Ⅲ章 症例検討―この症例ならどうする？―

10. 外傷性大動脈弁逆流に対する弁形成術

岡林　均　　岩手医科大学医学部心臓血管外科学講座

はじめに

　胸部の鈍的損傷の多くは交通外傷の20％に生じるといわれているが，外傷性大動脈弁逆流（AR）を生じることは稀である．剖検例では心損傷は15～20％にみられ，弁損傷は5％にみられたと報告されている[1]．弁損傷は大動脈弁位，僧帽弁位，3尖弁位に生じうる．大動脈弁位では弁尖の損傷や弁輪部からの断裂が最もみられる病変であり，NCCに生じることが多いといわれている[2～7]．大動脈弁損傷の生じる機序は拡張早期に胸骨に前方から圧迫が加わり，胸骨と椎体の間で大動脈が圧迫され，大動脈弁が閉鎖しているため大動脈弁に過度の圧力が加わることにより生じるといわれている[8]．冠動脈口のある弁尖は冠動脈へ血液が流れることにより圧が逃げるためNCCが障害を受けることが多いのではないかともいわれている[9]．

■症例1	21歳，男性．バイクによる交通外傷で右大腿骨骨折，下顎骨折，肋骨骨折にて救急センターに搬送された．入院中にアンチトロンビンⅢ欠損症を併発し，頭部CT検査で脳梗塞所見を認めた．ワルファリンの投与を開始し，リハビリテーションのため近院に転院した．経胸壁心エコー検査で中等度ARを指摘され，外傷性のARと判断された．交通外傷後6ヵ月にて当院に転院となった．
■術前経胸壁心エコー	RCCの亀裂による逸脱を認め，中等度から高度のARを認めた．LVEFは67％，LVDdは59mm，BNPは120pg/mlであった．経食道心エコー検査でもRCCにprolapseを認めた．
■術前心臓カテーテル	上行大動脈圧は109/43/76mmHg，左室圧は112/13mmHg，肺動脈圧は18/6/12mmHg，LVEFは62％，LVEDVI/LVESVIは205/77ml/m^{2}であった．
■術前胸部CT	RCCの亀裂の疑いあり．大動脈弁輪径は27mmであった．

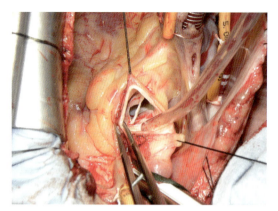

図1 症例1の術中所見
右冠尖に弁穿孔がみられるが，交連部は intact である．

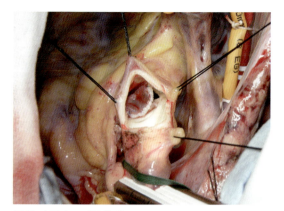

図2 症例1の手術術式
右冠尖の穿孔部にグルタールアルデヒド液に浸漬固定した自己心膜を8-0プロリーンで縫着した．

■ 診断

外傷性 AR の診断は，① 鈍的胸部外傷の既往，② 心臓病の既往がないこと，③ 突然の AR による症状の出現，④ 大動脈造影や心エコー検査での高度 AR が認められる，などにより得られる[4]．

■ 手術時期

交通外傷の場合，AR 以外にも多発性外傷が合併していることが多く，診断がついても適切な手術時期の決定に難渋することが多い．手術時期の決定には心エコー検査での所見が有用であるとの報告があり，LVDd＞55 mm，LVFS＜0.3，LVEF＜50％，肺高血圧症がある場合は早期の手術が必要であると報告されている[9]．

■ 手術

胸骨正中切開にてアプローチ．上行大動脈送血，右房1本脱血にて体外循環を開始した．上行大動脈を遮断し，上行大動脈を横切開した．心筋保護液を選択的に注入し心停止とした．大動脈弁を観察すると RCC の弁腹に 14×12 mm の穿孔を認めた（図1）．自己心膜をグルタールアルデヒドに浸漬固定し 8-0 プロリーンで弁尖に縫着しパッチ形成術を施行した（図2）．さらに CV-7 を用いて RCC の free margin の吊り上げを行った．経食道心エコー検査で AR の消失を確認した後，体外循環から離脱した．手術後は問題なく経過し退院した．手術後の AR は mild であった．

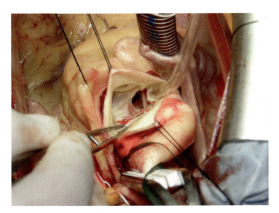

図3 症例2の術中所見
右冠尖の無冠尖寄りの交連部が断裂し右冠尖も半分が逸脱している．

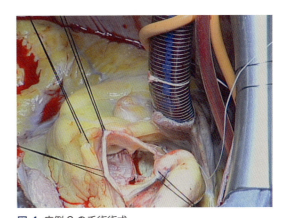

図4 症例2の手術術式
右冠尖にグルタールアルデヒド液に浸漬固定した自己心膜を6-0プロリーンで右冠尖に縫着固定した．交連部には自己心膜をプレジェットに用いて5-0プロリーンで交連形成術を追加した．

■症例2	54歳，男性．木から転落し多発骨折を生じ近院に入院した．骨盤骨折，右上腕骨折，肺挫傷を認め左腓骨神経麻痺も併発した．整形外科的治療を受け，受傷1ヵ月後，心不全を発症した．
■術前経胸壁心エコー	RCCに亀裂を認め，高度のARを認めた．LVEFは60％，LVDd/Dsは6.8/4.6cm，大動脈弁輪径は24mmであった．
■術前心臓カテーテル	上行大動脈圧は135/55/88mmHg，左室圧は135/8mmHg，肺動脈圧は20/7/2mmHg，LVEFは64％，LVEDVI/ESVIは140/50ml/m²，ARはⅣ度であった．

■ 手術

胸骨正中切開にてアプローチした．上行大動脈送血，右房1本脱血にて体外循環を開始した．上行大動脈を遮断し，上行大動脈を横切開した．心筋保護液を選択的に注入し心停止とした．大動脈弁を観察するとRCCのNCC寄りの半分の弁尖が交連部から裂けていたが，LCC寄りの半分はintactであった（図3）．自己心膜をグルタールアルデヒド液に浸漬固定した後，心膜パッチを45×22mmにトリミングし，5-0プロリーンを2ヵ所の交連部と弁輪中央部にかけた後，自己心膜を6-0プロリーンでRCCに縫着固定しパッチ形成術を施行した．2ヵ所の交連部は自己心膜をプレジェットに用いて5-0プロリーンで交連形成術を追加した（図4）．NCCが若干逸脱気味であったので，NCCのfree marginにCV-7をかけ吊り上げ術を追加した．体外循環からの離脱は容易であった．経食道心エコー検査でARはtrivialであった．6ヵ月後の経胸壁心エコー検査でもARはmildであった．

■ おわりに

外傷性大動脈弁逆流の手術時期は心エコー検査所見を参考にして決定する必要があるが，多くの場合は受傷時からしばらく経過してから手術されることが多い．弁のみの損傷であれば大動脈弁形成術が可能である．

文献

1) Pretre, R et al : Blunt trauma to the heart and great vessels. N Engl J Med 1997 ; 336 : 626-632
2) Traumatic valvular injury. CARPENTIER'S Reconstructive Valve Surgery – From valve analysis to valve reconstruction – , Saunders Elsevier, Philadelphia, 2010, 311-314
3) Esmaeilzadeh, M et al : Aortic valve injury following blunt chest trauma. Res Cardiovasc Med 2014 ; 3 : e17319
4) Egoh, Y et al : Surgical treatment of traumatic rupture of the normal aortic valve. Eur J Cardiothorac Surg 1997 ; 11 : 1180-1182
5) Kan, C-D et al : Traumatic aortic and mitral valve injury following blunt chest injury with a variable clinical course. Heart 2005 ; 91 : 568-570
6) Vocke, D et al : Aortic valve rupture due to a motorcycle accident. Cardiovascular Medicine 2011 ; 14 : 192-194
7) Obadia, JF et al : Aortic valve regurgitation caused by blunt chest injury. Heart 1995 ; 74 : 545-547
8) Matteucci, ML et al : Delayed traumatic aortic cusp detachment mimicking aortic dissection. Ann Thorac Surg 2006 ; 82 : 1093-1095
9) Camarasa, P et al : Safe and delayed repair in acute aortic traumatic insufficiency based on echocardiographic criteria. J Trauma 2004 ; 57 : 385-388
10) Girardi, L et al : Repair of traumatic aortic valve disruption and descending aortic transection. Ann Thorac Surg 2000 ; 69 : 1251-1253
11) Kin, H et al : Successful valve repair in traumatic aortic valve regurgitation. Interact Cardiovasc Thorac Surg 2011 ; 12 : 869-871

キーポイント

外傷性ARに対する外科的治療としては，当初大動脈弁形成術の報告が行われていたが，逆流の残存や再発により再手術が必要であったとの報告が続いたため大動脈弁置換術が妥当とされてきた．最近は大動脈弁形成術の報告もみられるようになってきたが，弁置換術となるか弁形成術となるかは弁尖の損傷の程度により決まるのが現状である[10]．弁尖の穿孔には自己心膜を用いたパッチ形成術が行われ，弁輪部の断裂には再縫合，交連部の脱落には交連部の再固定術が行われている．

我々も外傷性大動脈弁損傷によるAR症例に対する大動脈弁形成術を施行し良好な結果を得た[11]．

第Ⅲ章　症例検討—この症例ならどうする？—

11. allograftの大動脈弁逆流にどう対処するか？

角　秀秋　福岡市立こども病院心臓血管外科・循環器センター

はじめに

　Ross手術は，術後抗凝固療法が不要なこと，術後弁機能が良好なことなどの利点を有しており，主に若年者の大動脈弁疾患に対する自己肺動脈弁移植手術として広く行われてきた．特に，抗凝固療法を回避したい妊娠可能な女性やアスリート，使用可能なサイズの人工弁がない年少例，感染性心内膜炎などは良い適応とされている．

　一方，手術手技が複雑で難度が高いことによる術後早期のリスク，遠隔期の移植自己肺動脈弁の機能不全（pulmonary autograft failure；AGF），肺動脈弁位の代用弁の耐久性などの課題が明らかになっている[1]．特に，移植自己肺動脈弁の基部拡大や大動脈弁逆流（AR）に対する術式選択については議論の多いところである．

■症　例	15歳，男児，体重50kg，Ross-Konno手術術後のAR合併例である．
■病　歴	生後3ヵ月で大動脈縮窄および心室中隔欠損（22q11.2欠損症候群合併）に対する一期的根治手術を施行した．7歳時に大動脈弁狭窄（2尖弁）に対するRoss-Konno手術を施行，右室流出路には18mmの弁付きePTFE人工血管（山岸弁）を用いた．術後，徐々にARが進行し，右室流出路の弁付きePTFE人工血管の高度狭窄および三尖弁逆流を認めた．
■術前検査	術前経食道心エコーでLVDd 59mm，LVEF 74%，弁尖中央部の輝度亢進と中等度の中心性逆流を認め（図1），明らかな弁尖逸脱はなかった．術前心血管造影およびCT検査で上行大動脈径34mm，Valsalva洞径40mm，左室流出路径28mmであった（図2, 3）．最大右室流出路圧較差は100mmHg，三尖弁逆流は中等度であった．

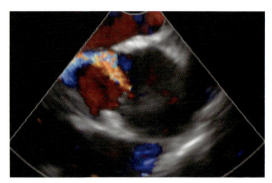

図1 術前経食道エコー
弁尖中央部からの中等度逆流とValsalve洞の拡大を認める.

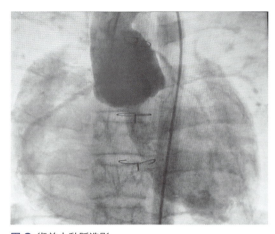

図2 術前大動脈造影
上行大動脈径34mm, Valsalva洞径40mm, 左室流出路径28mm.

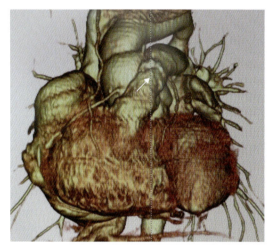

図3 術前3D-CT像
右室流出路の人工血管（矢印）は狭小化した18mmの弁付きePTFE人工血管.

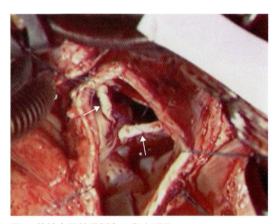

図4 移植自己肺動脈弁の術中所見
無冠尖および左冠尖に相当する弁尖中央部に肥厚短縮（矢印）を認める.

■ 手術方針

ARに対しては弁形成術を第一選択とし，できるだけ大動脈弁置換術AVRは避ける方針にした．弁形成術あるいは自己弁温存基部再建術を予定した．また，右室流出路再建に用いた弁付きePTFE人工血管のサイズアップ，三尖弁形成術を同時に行う方針を採った．

■ 手術

大動脈遮断下に前回手術の自己肺動脈弁遠位吻合部を切断した．弁形態は3弁尖のバランスがとれた形態であり，無冠尖および左冠尖に相当する弁尖中央部に比較的高度な肥厚短縮を認めた（図4）．水試験でも弁尖中央部の肥厚短縮のためcoaptationは著しく不良であった．弁温存基部再建術は困難と判断し，弁尖補填あるいは延長手術の適応と考えた．補填材料としては，自己心膜は萎縮肥厚が高度で使用不能であり，代わりに厚さ0.1mmのePTFE膜を使用することにした．弁尖遊離縁の長さは3弁とも38mmであった．弁尖延長に際して弁尖切除は行わず，10×42mmのePTFEストリップを3弁尖の遊離縁に6-0プロリーンの連続縫合で縫着した（図5）．新しい交連部は2枚のePTFEストリップ端を交連部上方の大動脈壁に縫着し，それぞれ大動脈壁外側で補強固定し

た（図6）．弁尖中央部のストリップ高は8mm，交連部は6mmにトリミングし，3弁尖の接合が良好なことを確認した．大動脈遮断解除後，22mmの弁付きePTFE人工血管による右室流出路再建および三尖弁形成術を行った．術後経食道エコーにて大動脈弁流速は1.2m/sec，後交連に軽微なARを認めた（図7）．術後経過は良好であった．術後1年の経胸壁心エコーにて大動脈弁流速1.3m/secで，後交連に軽度のARを認めた．

■ おわりに

　AGFに対する術式選択は，患者年齢や基部病変の程度のみならず，初回手術としてRoss手術が選択された背景，再手術に対する患者や術者の考え方にも影響を受けるものと思われる．また，Ross手術後遠隔期の右室流出路再手術は生涯にわたって不可避であるということも念頭に入れておく必要がある．Ross手術は自己肺動脈弁を用いた大動脈弁置換であり，術後抗凝固療法が不要であるという最大の利点を継承する場合には，弁形成術や自己弁温存基部再建術を第一選択とすることもできる．しかしながら，解剖学的に本来の大動脈弁と異なる自己肺動脈弁が，長期間に渡り自己弁温存基部再建術に耐え得る弁であるか否かについては不明である．したがって，確実な大動脈基部病変の修復と再々手術回避を優先する場合には人工弁置換手術や基部置換手術が選択されるが，2弁人工弁化の問題が残る．

　いずれにしても，AGFに対する術式選択には多くの課題があり，今後とも議論を進めていく必要がある．

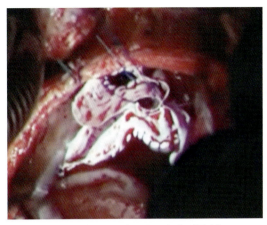

図5 ePTFE膜（0.1mm）による弁尖延長手術

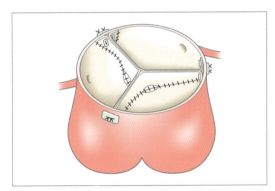

図6 弁尖延長手術のシェーマ

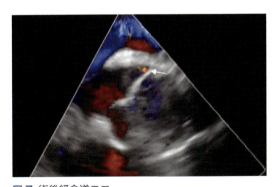

図7 術後経食道エコー
大動脈弁流速は1.2m/sec，後交連に軽微なAR（矢印）を認める．

文献

1) Elkins, RC et al：Ross operation：16-year experience. J Thorac Cardiovasc Surg 2008；136：623-630
2) Stulak, JM et al：Spectrum and outcome of reoperations after the Ross procedure. Circulation 2010；122：1153-1158
3) David, TE et al：The Ross procedure：outcomes at 20 years. J Thorac Cardiovasc Surg 2014；147：85-93
4) de Kerchove, L et al：Preservation of the pulmonary autograft after failure of the Ross procedure. Eur J Cardiothorac Surg 2010；38：326-332
5) Luciani, GB et al：Reparative surgery of the pulmonary autograft：experience with Ross reopera-

表1 自己肺動脈弁機能不全に対する最近の手術報告例

報告者	年	再手術数	自己弁温存		自己弁非温存
			基部置換	弁形成	弁置換/基部置換
Elkins[1]	2008	38	0	11	27
Stulak[2]	2010	42	0	0	42
de Kerchove[4]	2010	28	12 (remodeling：1, reimplantation：11)	14	2
Luciani[5]	2012	27	11 (remodeling：10, reimplantation：1)	6	10
Liebrich[6]	2014	46	18	3	25
Nelson[7]	2015	46	16	1	29

tions. Eur J Cardiothorac Surg 2012；41：1309-1315
6) Liebrich, M et al：The David procedure for salvage of a failing autograft after the Ross operation. Ann Thorac Surg 2014；98：2046-2052
7) Nelson, JS et al：Long-term survival and reintervention after the Ross procedure across the pediatric age spectrum. Ann Thorac Surg 2015；99：2086-2095
8) Nosál, M et al：Initial experience with polytetrafluoroethylene leaflet extensions for aortic valve repair. Eur J Cardiothorac Surg 2012；41：1255-1258

キーポイント

　Ross手術後の術後早期の自己肺動脈弁機能不全（AGF）は2〜5％にみられ，手術手技エラーあるいは感染などが原因とされている．遠隔期の基部病変によるAGF回避率は術後10年で70〜86％，術後15年で56〜78％であり，AGFは経年的に増加するとされる．危険因子としてはRoss手術前のARの合併，大動脈二尖弁，Ross手術の術式などがあげられている[1,2]．特に，Ross手術時にストリップによる基部補強を追加した症例でAGFの発生頻度が低く，Ross術式としてはroot replacement法に比し，subcoronary法でAGFの発生頻度が低いとされている[3]．
　大動脈基部は経年的に拡大し，術後10年でValsalva洞径40mm以上の症例が40％以上に増加するとされ，特に小児例で拡大傾向が大きい．またRoss術後AGFにおいて，正常または正常に近い大動脈弁尖を有する症例は25〜50％程度である．弁病変としては弁尖中央部の逸脱，肥厚退縮，弁尖穿孔などである[4,5]．
　AGFに対する再手術の適応は，通常の大動脈基部拡張病変あるいはARに対する手術基準と同様で，Valsalva洞径がARの有無にかかわらず45〜50mm以上，あるいは高度のARがあり左室拡大や左室機能低下の症状を伴うものとする報告が多い．
　再手術の術式としては，従来は単純な人工弁置換や基部置換手術が多かったが，最近では弁形成術や自己弁温存基部再建手術の報告が増加している（表1）[4〜7]．弁形成術としては，弁縫縮術，弁尖縫縮術，弁尖吊り上げ術，弁尖補填術などが報告されている．自己弁温存基部再建法としてremodeling法かreimplantation法かの選択については意見の分かれるところである[4,5]．
　著者らは，自験例において自己心膜が使用不能であったため，補填材料として0.1mmのePTFE膜を代用した．一般的には，弁尖延長あるいは補填手術における補填材料としては，グルタールアルデヒド処理自己心膜が汎用されている．一方，Nosálら[8]は大動脈弁尖延長材料として，同じ0.1mmのePTFE膜を13例に使用し，平均追跡期間14.8ヵ月（最長30ヵ月）で良好な結果であったと報告している．また，0.1mmのePTFE膜は，低圧の肺動脈代用弁としては良好な長期成績が報告されており，大動脈弁尖延長手術においても有用な補填材料となる可能性があると思われる．しかしながら，大動脈弁としての長期使用の報告例はなく，強度に問題があるとの指摘があり，今後とも厳重な追跡が必須である．

おわりに

循環器内科医が大動脈弁形成術に期待すること

渡辺弘之　東京ベイ・浦安市川医療センターハートセンター

1 大動脈弁形成術の発展

大動脈弁逆流の治療は，着実に進歩している．最大の進歩は大動脈弁形成術の成績向上であり，いくつかの施設ではすでに現実的な選択肢になっている．

この選択肢の広がりは，心エコー図診断にも影響を与えている．例えば弁尖の動きによる機能分類は内科医師の視野に入ってきた[1]．この分類は，構造的・機能的な異常に注目した分類である．弁形成の導入は，大動脈弁逆流診断の流れに影響を与えはじめている．

2 機械弁から生体弁へ

大動脈弁逆流の標準的治療は弁置換術で，選択肢は機械弁か生体弁の二つである．

機械弁の利点は寿命が長いことで，生体弁の弁葉経年劣化はほとんど認めない．しかし，ワルファリンによる出血合併症は，この薬の最大のリスクである．今日のOn-X弁などはワルファリンを減らせる機械弁として期待されている[2]が，ワルファリンを止めることは推奨されていない．

このようなワルファリンのデメリットを解決するために，一時，新規経口抗凝固薬 novel oral anticoagulants（NOAC）の投与が検討された．Eikelboomらは機械弁の抗凝固療法としての有用性を確かめた．しかしこの試験はダビガトラン群に出血合併症も血栓塞栓症も多く，中止された[3]．

さらに生活の質を重視する症例が増えた結果，近年の大動脈弁置換術 aortic valve replacement（AVR）では生体弁を選択することが増えている．2015年には76,000例のAVRのうち，53.3％に生体弁が使われたことが明らかになった[4]．生体弁使用率が1998～2001年の37.7％から2007～2011年の63.6％に増加した．さらに最大の増加は55～64歳のグループで認められていた[4]．この報告は高齢者の一歩手前の世代に大きな変化が起こっていることがわかる．

3 生体弁の課題

生体弁はAVRの第一選択になりつつあるが，生体弁劣化の課題が解決されたわけではない．Chanらの報告によれば，40歳未満の症例にステント付き大動脈弁を植え込んだ場合は平均7年，40～60歳の間の症例では13年で再手術が行われていた[5]．

生体弁劣化に関連する因子として，patient prosthetic mismatch（PPM）が注目されている．Ursoらの報告では387例の生体弁による大動脈弁置換術で12％にPPMが発生し，PPM症例は非PPM症例に比べて弁劣化の再手術率が2倍に相当すると結論づけている[6]．

またJohnstonら[7]は，12,569例のCarpentier-Edwards弁によるAVRの予後調査結果を発表した．組織劣化に関連した要因は，若年，

脂質低下薬，PPM と大きい圧較差であった．特に圧較差は60歳未満の症例で有意に大きく，弁輪拡大などの術後圧較差を低減させる工夫が考慮されるべきであると結論づけている．

さらに65歳未満のAVRで生体弁と機械弁の後期死亡率と弁関連合併症を比較した研究では長期経過観察での死亡率には有意差を認めなかった[8]．

また，生体弁にも術後抗凝固治療の課題は残っている．ガイドラインでは生体弁置換術後のワルファリン投与期間は3ヵ月間が推奨されているが，Mérieらの研究では術後6ヵ月以内のワルファリン中止は心血管死の増加と関連していた[9]．

一方，生体弁によるAVR後5日の時点で，心房細動がなければ，術後90日以内での血栓塞栓症のリスクは2.2%と低く，心筋梗塞や脳梗塞は発生しなかったとする報告もある[10]．

4 大動脈弁形成への期待

現代の大動脈弁逆流に対する外科手術では，高齢者では生体弁，若年齢では機械弁が選択されている．そして生体弁への期待は弁劣化の弱点を乗り越えて，世代を超えて増大している．最も新しい治療オプションとして，弁形成への期待は高い．そこに耐久性が高く，抗凝固療法が不要な新しい弁膜症治療の可能性があると信じられているからである．

内科から考える大動脈弁形成術の課題は，適応症例がわかりにくいことである．症例選択に影響を与えるのは，術式，術者，施設と成功率である．弁置換術に比べて弁形成術は術者のスキルに依存度が高いように見える．すなわち，AVRは一定の技術で弁座を固定すれば機能するのに比べ，弁形成術は弁の可動性，接合面積，Valsalva形態などの正常化がすべて成功しなければならない．

この手術が広く認められるためには，技術の標準化を通じた適応症例の確立，それを踏まえた至適時期の考察が必要ではないだろうか．

おわりに

これまでの大動脈弁逆流の外科治療は，若年例に機械弁で高齢者に生体弁であった．しかし，近年では機械弁のリスクを乗り越えて生体弁を望む若年者が増えている．患者にはワルファリンと弁劣化の二つのリスクを強いている．これからの外科治療は，年齢にかかわらずリスクを下げた治療が求められ，そこに大動脈弁形成術に対する期待がある．そして，そのための第一歩は，技術の標準化にあるように思われる．

文献

1) Boodhwani, M et al：Repair-oriented classification of aortic insufficiency：impact on surgical techniques and clinical outcomes. J Thorac Cardiovasc Surg 2009；137：286-294
2) Puskas, J et al：Reduced anticoagulation after mechanical aortic valve replacement：Interim results from the Prospective Randomized On-X Valve Anticoagulation Clinical Trial randomized Food and Drug Administration investigational device exemption trial. J Thorac Cardiovasc Surg 2014；147：1202-1211.e2
3) Eikelboom, JW et al：Dabigatran versus warfarin in patients with mechanical heart valves. N Engl J Med 2013；369：1206-1214
4) Isaacs, AJ et al：National trends in utilization and in-hospital outcomes of mechanical versus bioprosthetic aortic valve replacements. J Thorac Cardiovasc Surg 2015；149：1262-1269.e3
5) Chan, V et al：Reoperation of left heart valve bioprostheses according to age at implantation. Circulation 2011；124 (11 Suppl)：S75-S80
6) Urso, S et al：Patient-prosthesis mismatch in patients undergoing bioprosthetic aortic valve implantation increases risk of reoperation for structural valve deterioration. J Card Surg 2014；29：439-444
7) Johnston, DR et al：Long-term durability of bioprosthetic aortic valves：implications from 12,569 implants. Ann Thorac Surg 2015；99：1239-1247
8) McClure, RS et al：Late outcomes comparison of nonelderly patients with stented bioprosthetic and mechanical valves in the aortic position：a propensity-matched analysis. J Thorac Cardiovasc Surg 2014；148：1931-1939
9) Mérie, C et al：Association of warfarin therapy duration after bioprosthetic aortic valve replacement with risk of mortality, thromboembolic complications, and bleeding. JAMA 2012；308：2118-2125
10) Berger, PB et al：The risk of thromboembolic complications without anticoagulation after surgical aortic valve replacement with a bioprosthesis. J Am Coll Cardiol 2015；65 (10_S). doi：10.1016/S0735-1097 (15) 62041-1

和文索引

い
異形成弁　96
移植自己肺動脈弁　145

え
腋窩切開　51
遠隔成績　43

お
尾崎法　106

か
外傷性大動脈弁逆流　141
解剖学的肺動脈弁　94
感染　133
――性心内膜炎　138
貫通部ヒス束（HBp）　9

き
基部再手術　85
基部置換　32, 41, 112
急性 A 型解離　24, 60, 64
胸骨部分切開　51
狭小弁　96

く
グラフトサイズ　80, 112
グルタール処理　41

け
経カテーテル的大動脈弁留置術
　　（TAVI）　27
経皮的バルーン弁切開術　47
血栓塞栓症　85

こ
抗凝固薬　87
抗凝固療法関連イベント　86
構造弁劣化（SVD）　87
交通外傷　141
交連形成　97
交連の角度　31

さ
再弁置換回避率　43
左室流出路狭窄　49
三角切除　33
三角縫縮　33
3 尖弁化　37, 114
残存逆流　43

し
自己心膜　41, 48, 114, 121, 143
――大動脈弁再建術　101
――パッチ　133
――弁　106
自己肺動脈弁機能不全（AGF）　148
自己弁温存基部再建術　146, 148
自己弁温存基部置換術　25, 59, 90
自己弁温存弁形成　96
術後抗凝固療法　147
上行大動脈置換術　90
心位相　18
人工弁置換術の問題点　99
心室中隔（IVS）　9
――筋性部　9
――欠損（VSD）　135
――膜性部　9
心膜パッチ　41

せ
生体弁置換術　87
静的圧負荷試験　66
線維冠　6
線維三角　6
線維性心臓骨格（FCS）　5
線維輪　6

そ
僧帽弁形成術　87

た
大血管転位症　94
体循環流出路弁　94
大動脈 1 尖弁　46
大動脈 2 尖弁　11
大動脈解離　129
大動脈基部　2
――拡大　12, 24
――拡張病変　148
――置換術　90
大動脈洞　2
大動脈弁逆流（AR）　11, 30, 135, 145
大動脈弁狭窄症（AS）　101, 117
大動脈弁形成術　39, 146
――術前評価　14
大動脈弁尖延長手術　148
大動脈弁閉鎖不全　135
大動脈弁輪拡張症（AAE）　53, 83
大動脈 4 尖弁　46
多発骨折　143

て
テンプレート　106

と

鈍的損傷　141

に

2尖弁　30, 37, 60, 62, 64, 74, 113

は

パッチ形成　121
——術　142

ひ

左線維三角　6
左線維輪　6
左前線維三角　6
左大動脈洞（LAS）　3

ふ

4D画像　22

分枝部ヒス束（HBb）　9

へ

弁温存大動脈基部置換術（VSARR）　30
弁間線維三角（IVFT）　6
弁関連事故回避率　43
弁形成術　148
——のメリット・デメリット　100
弁口面積　32
弁尖逸脱　13, 41
弁尖延長　97
——手術　146
弁穿孔　142
弁尖自由縁　41
弁尖置換　97
弁耐久性評価研究　66
弁輪拡大　12
弁輪径　42
弁輪形成術　69
弁輪縫縮　41

ほ

傍胸骨切開　51
房室中隔膜性部　9

ま

膜性中隔（MS）　6

み

右線維三角　6
右線維輪　6
右前線維三角　6
右大動脈洞（RAS）　3

む

無冠動脈洞（NAS）　3

り

リウマチ性弁膜症　13

欧文索引

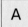

allograft 145
annuloaortic ectasia (AAE) 53, 83
annuloplasty 69
aortic regurgitation (AR) 30, 135
aortic root 2
—— remodeling 18
aortic sinus of Valsalva 2
aortic valve stenosis (AS) 101
aorto-mitral fibrous continuity (AMFC) 7, 8
aortopathy 31
aorto-ventricular junction (AVJ) 3, 53, 61, 124, 127
Arantius 体 40, 63
augmentation 41

basal ring (BR) 4, 61
bending 13, 111
Bentall 手術 90
branching portion of His bundle (HBb) 9
Brussels height 80

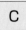

central plication 33, 43, 120
chordal rupture 121
coaptation depth 21
CoreValve 27

Damus-Kaye-Stansel (DKS) 型手術 95

decalcification 113, 115
doubly committed VSD 135

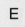

effective height (eH) 21, 32, 39, 49, 56, 62, 120
extension 33
external annuloplasty 69
external expansible subvalvular aortic ring 71, 73, 75
external ring annuloplasty 73
external suture annuloplasty 73

fenestration 13, 120
fibrous cardiac skeleton (FCS) 5
fibrous coronet 6
—— of pulmonary and aortic valve 6
fibrous ring 6
flexible ring 71
Florida sleeve 78

geometric height (gH) 39, 49, 54, 59, 80
Gore-Tex suture 41

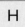

HAART 300 internal rigid annuloplasty ring 75

interleaflet triangle (ILT) 6

interlocking suture 111
internal annuloplasty 69, 73
internal rigid hemispherical ring 74
internal suture annuloplasty 74
intervalvular fibrous trigone (IVFT) 6
interventricular septum (IVS) 9

knot pusher 51

left anterior fibrous trigone 6
left aortic sinus of Valsalva (LAS) 3
left fibrous ring 6

Marfan 症候群 24, 60, 64, 83
maximum intensity projection (MIP) 18
MDCT 40
membranous septum (MS) 6
minimally invasive cardiac surgery (MICS) 51
multi-planar reconstruction (MPR) 17, 18
muscular outlet VSD 135

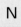

non-coronary aortic sinus of Valsalva (NAS) 3
Norwood 型手術 95

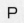

P

partial band annuloplasty　69
partial remodeling　91
perforation　120
perimembranous VSD　135
phenotype　31
pilot suture　121
prospective ECG gating　19
pulmonary autograft failure　145

R

raphe　31, 63
reimplantation（法）　53, 59, 78, 83, 90, 148
remodeling（法）　59, 78, 83, 148
resuspension　43
retraction　120
retrospective ECG gating　19
right aortic sinus of Valsalva（RAS）　3
right anterior fibrous trigone　6
right fibrous ring　6
rigid ring　71
ring annuloplasty　71
Ross 手術　47, 94, 100, 145, 148

S

Sapien　27
sino-tubular junction（STJ）　2, 3, 41
——の拡大　12
——リモデリング　41
structural valve deterioration（SVD）　87
subcommissural annuloplasty（SCA）　41, 69
subvalvular circular annuloplasty　37, 38
subvalvular internal annuloplasty　75
supracoronary replacement　90
suture annuloplasty　49, 69, 127

T

transcatheter aortic valve implantation（TAVI）　27
transverse band　42
tricuspidization　38

U

unicommissural type　46

V

Valsalva graft　80
Valsalva 洞　41, 61
——拡大　131
——動脈瘤破裂　132
valve in valve　27
valve sparing aortic root replacement（VSARR）　30
ventricular septal defect（VSD）　135
virtual basal ring　19
volume rendering（VR）　17
voxel tracking　22

検印省略

大動脈弁形成術のすべて
―メカニズムを識る・弁温存を目指す―

定価（本体 8,500円＋税）

2015年11月13日　第1版　第1刷発行

編　者	國原　孝・高梨　秀一郎 <small>くにはら　たかし　たかなし　しゅういちろう</small>
発行者	浅井　麻紀
発行所	株式会社 文光堂 〒113-0033　東京都文京区本郷7-2-7 TEL（03）3813-5478（営業） 　　（03）3813-5411（編集）

ⓒ國原　孝・高梨秀一郎, 2015　　　　　　　印刷・製本：広研印刷

乱丁，落丁の際はお取り替えいたします．

ISBN978-4-8306-2341-7　　　　　　　　　　Printed in Japan

・本書の複製権，翻訳権・翻案権，上映権，譲渡権，公衆送信権（送信可能化権を含む），二次的著作物の利用に関する原著作者の権利は，株式会社文光堂が保有します．
・本書を無断で複製する行為（コピー，スキャン，デジタルデータ化など）は，私的使用のための複製など著作権法上の限られた例外を除き禁じられています．大学，病院，企業などにおいて，業務上使用する目的で上記の行為を行うことは，使用範囲が内部に限られるものであっても私的使用には該当せず，違法です．また私的使用に該当する場合であっても，代行業者等の第三者に依頼して上記の行為を行うことは違法となります．
・JCOPY〈出版者著作権管理機構　委託出版物〉
本書を複製される場合は，そのつど事前に出版者著作権管理機構（電話 03-3513-6969，FAX 03-3513-6979，e-mail：info@jcopy.or.jp）の許諾を得てください．